RECHERCHES PHYSIOLOGIQUES

SUR L'UTILISATION

DES

GRAISSES DU SANG

PAR

Le Dr Albert MOREL

Docteur ès sciences,
Pharmacien de 1re Classe,
Lauréat de la Faculté de Médecine,
Ex-Préparateur de Physiologie,
Chef des Travaux de Laboratoire à la Faculté des Sciences.

LYON
A. REY & Cie, IMPRIMEURS-ÉDITEURS DE L'UNIVERSITÉ
4, RUE GENTIL, 4

1902

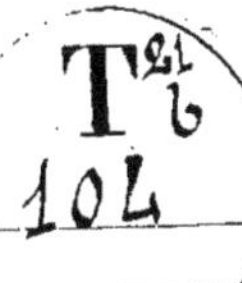

RECHERCHES PHYSIOLOGIQUES

SUR L'UTILISATION

DES

GRAISSES DU SANG

RECHERCHES PHYSIOLOGIQUES

SUR L'UTILISATION

DES

GRAISSES DU SANG

PAR

Le Dr Albert MOREL

Docteur ès sciences,
Pharmacien de 1re Classe,
Lauréat de la Faculté de Médecine,
Ex-Préparateur de Physiologie,
Chef des Travaux de Laboratoire à la Faculté des Sciences.

LYON

A. REY & Cie, IMPRIMEURS-ÉDITEURS DE L'UNIVERSITÉ

4. RUE GENTIL, 4

1902

INTRODUCTION

Parmi les substances alimentaires, les corps gras tiennent une très grande place. Ces corps gras, solides ou liquides, sont des substances répondant à une fonction chimique bien définie.

Ce sont des éthers de la glycérine : une molécule de cet alcool y est unie avec trois molécules d'un acide organique (oléique, margarique, stéarique, palmitique, etc.). La constitution chimique de ces aliments étant bien établie, il semble que leur utilisation dans l'organisme doive être bien connue. Il n'en est rien. A peine sait-on qu'ils parviennent jusqu'au sang ; là on en perd complètement la trace.

On admet que le suc gastrique est sans action sur les corps gras et que la digestion de ceux-ci ne commence que dans l'intestin. Depuis les travaux de Cl. Bernard on sait que le suc pancréatique exerce sur les matières grasses neutres une double action :

1° Une action physique (émulsion) ;

2° Une action chimique (saponification).

Si l'on ajoute à quelques centimètres cubes d'huile neutre une goutte de suc pancréatique, et si l'on agite le mélange, l'huile est divisée instantanément, et d'une façon persistante, en une infinité de petits globules qui donnent au liquide l'aspect laiteux. De plus, la réaction du mélange devient acide au tournesol et l'on a pu caractériser la glycérine et l'acide gras mis en liberté. (Berthelot.)

En outre, Cl. Bernard, Gley, Hédon, etc., ont montré que si l'on supprime le pancréas, une moins grande quantité de graisses passe dans le sang et une plus grande quantité se retrouve inaltérée dans les fèces.

On est à peu près fixé sur les voies de pénétration des produits de la digestion de la graisse dans le torrent circulatoire ; par contre, on ne connaît pas la forme sous laquelle ces substances traversent la muqueuse intestinale, ni le mécanisme du phénomène.

On admet que les corps gras ne pénètrent la muqueuse qu'après leur saponification, mais qu'ils sont reconstitués à l'état d'éthers à leur passage à travers la membrane. L'examen de la muqueuse digestive, à des stades différents de la digestion des graisses, semble indiquer que ces substances ne pénètrent pas en nature, mais qu'elles subissent au sein de la muqueuse des modifications successives; de plus, la paroi intestinale paraît *in vitro* posséder le pouvoir de modifier les graisses et de régénérer les corps gras aux dépens des éléments constituants que lui fournissent les produits de la digestion ou qui lui sont amenés artificiellement.

Les graisses pénètrent ensuite dans le système circulatoire, pour la plus grande partie, par les lymphatiques; toutefois, une partie pénètre par les capillaires sanguins. Dans les lymphatiques, la graisse se trouve surtout sous forme de graisse neutre finement émulsionnée.

Elle fait partie du chyle et donne aux canaux qui la contiennent un aspect laiteux.

Ce chyle est déversé dans le sang ; que deviennent les graisses qu'il contient? C'est là le problème que nous allons étudier.

Si ce modeste travail a quelque mérite, il le doit surtout à la collaboration dévouée et incessante de notre maître, M. Doyon, que je prie ici de recevoir l'expression de ma sincère reconnaissance.

Je prie également mon oncle, M. le professeur Cazeneuve, et mes maîtres, M. le professeur Morat et M. le professeur Offret, d'accepter ici l'hommage de ma respectueuse affection.

RECHERCHES PHYSIOLOGIQUES

SUR L'UTILISATION

DES

GRAISSES DU SANG

CHAPITRE PREMIER

ETUDE ET DOSAGE DE LA GRAISSE DU SANG

La première question dont nous ayons à nous occuper est celle de l'état sous lequel la graisse existe dans le sang.

La graisse se trouve dans le plasma et dans les globules. En effet, voici ce que nous lisons dans Röhrig[1] :

« Quand on nourrit un chien avec beaucoup de graisses et qu'on prend son sang quelques heures après le repas, on voit que le sérum obtenu par simple dépôt contient de la graisse. En effet, ce sérum est lactescent et, de plus, examiné au microscope, il présente une fine émulsion. Mais, toute la graisse du sang n'est sans doute pas dans le sérum, il y en a encore dans le coagulum, comme on peut facilement le mettre en évidence

[1] *Ber üb. die Verhandlungen der Gesellsch. Wis. zu Leipzig. Math. Phys. cl.*, t. 20, 1874, p. 1 et suiv.

en purifiant le caillot de tout le sérum par plusieurs centrifugations et en dissolvant la graisse contenue dans les globules par un épuisement approprié. » Il serait fort intéressant de savoir quelle forme prend la graisse dans les globules. Malheureusement, nous manquons de renseignements précis à ce sujet. Les travaux d'Abderhalden et ceux de Hoppe Seyler nous apprennent seulement que les globules contiennent des lécithines.

Non moins intéressante serait la question de savoir la composition exacte des corps gras contenus dans le sang.

Mais ce qui rend cette étude fort difficile, c'est que pour un même animal la composition des corps gras du sang n'est pas constante : elle dépend de la nourriture.

C'est pourquoi l'on se contente aujourd'hui d'étudier l'ensemble des corps gras contenus dans le sang ou mieux des corps gras que certains dissolvants comme l'éther peuvent enlever au sang.

Lorsque l'on a épuisé le sang par l'alcool bouillant et l'éther, on obtient, en évaporant ces dissolvants, un résidu huileux qui se solidifie plus ou moins vite, qui est doué d'une odeur forte, spéciale à l'animal et qui contient, outre des graisses, de la cholestérine libre ou éthérifiée, des acides organiques libres et de la lécithine. On arrive à séparer ce qui, dans cet extrait éthéré, revient aux graisses et à montrer que celles-ci sont bien des triéther à acides gras de la glycérine ; mais l'analyse immédiate n'en a pas été faite, car elle présente d'énormes difficultés.

Il importait, pour étudier le sort des graisses du sang, de posséder une méthode de dosage de ces substances, qui fût sûre et précise. On a proposé plusieurs méthodes qui, évidemment, reviennent toutes à épuiser le sang par l'éther. Nous allons en citer quelques-unes qui pourront montrer quelles étapes a suivies le progrès en chimie biologique.

Tout d'abord est venue la méthode de Hoppe-Seyler[1], méthode suivie par Röhrig.

« On prend moins de 50 grammes de sang, qu'on précipite par trois ou quatre volumes d'alcool fort, on filtre et épuise le résidu avec de l'alcool froid, puis chaud, puis avec l'éther.

On réunit les liqueurs et on les évapore au bain-marie et on reprend le résidu par le mélange qu'on sépare dans le vide, puis on dissout dans l'éther, on filtre, on sèche et on pèse. On obtient ainsi la teneur en graisse du sang, plus la cholestérine et les lécithines. Pour séparer la cholestérine, on prend l'extrait éthéré et on saponifie par chauffe avec la potasse alcoolique, on dissout les savons et la glycérine dans l'eau, la partie insoluble dans l'eau contient la cholestérine seule. Pour doser les lécithines, on fait un dosage d'acide phosphorique en chauffant la solution aqueuse après saponification avec du salpêtre et en titrant l'acide phosphorique avec le nitromolybdate d'ammoniaque. De la teneur en acide phosphorique, on déduit la quantité de lécithines par le calcul. La différence entre le

[1] *Handb. d. phys. u. pathol. chemishe Analyse*, 3 Auflage, 1870, p. 313.

poids d'extrait éthéré et la somme des poids de cholestérine et de lécithines calculés donne les graisses. On peut ici remarquer qu'il est rarement utile de s'occuper du poids des lécithines, car la quantité de lécithines est extrêmement faible. Mais il faut retrancher la cholestérine, dont le poids peut atteindre 10 pour 100 de la teneur en graisse. »

Lorsque cette méthode est employée avec soin, elle donne d'excellents résultats, dont la précision dépend évidemment de la façon dont l'épuisement du caillot a été fait. Ainsi, voici un exemple cité par Röhrig *(loc. cit)*, qui indique quelle est l'approximation de sa méthode.

I. *a)* 46 gr. 32 de sang ont donné 0 gr. 700 de graisses, plus cholestérine, soit 1 gr. 511 pour 100.

b) 47 gr. 50 de sang ont donné 0 gr. 715 de graisses plus cholestérine, soit 1 gr. 505 pour 100.

II. *a)* 46 gr. 20 de sang ont donné 33 centigrammes de graisses plus cholestérine, soit 714 milligrammes pour 100.

b) 45 gr. 65 de sang ont donné 32 centigrammes de graisses plus cholestérine, soit 701 milligrammes pour 100.

Comme on le voit, les erreurs d'expérience ne sont que de 6 ou de 13 milligrammes pour 100, ce qui est évidemment négligeable.

Les perfectionnements de la méthode de dosage ont surtout consisté à éviter les fautes de la prise de sang et à épuiser plus parfaitement le caillot.

Röhmann et Mühsam[1] s'occupant du dosage de l'extrait sec et de la graisse du sang ont décrit les précautions à prendre pour faire la saignée. Nous retiendrons leurs conclusions : 1° Il faut s'arranger pour que le sang s'écoule rapidement lors de la saignée afin d'éviter les concentrations qui peuvent se faire quand le sang coule goutte à goutte ; 2° Il est nécessaire de tenir compte des variations produites dans le sang par la saignée. En effet, ces auteurs ont vu par exemple que l'extrait sec du sang de la carotide d'un chien qui était de 20 gr. 02 pour 100 est devenu 19 gr. 67 pour 100 vingt minutes après une saignée de 200 centimètres cubes. De même, l'extrait sec du sang de la carotide d'un chien qui était de 22 gr. 03 est devenu 21 gr. 16 trente minutes après une saignée de 280 grammes ; 3° si l'on veut faire des études comparatives de la teneur en graisse des différents territoires sanguins, il est nécessaire de prendre le sang simultanément aux différents vaisseaux. On évitera ainsi les causes d'erreur produites par la dilution du sang consécutive à la première saignée et ensuite celles produites par les variations spontanées de la teneur en graisse du sang. Ces dernières variations que nous étudierons plus loin avec détails ont été signalées d'abord par Röhrig *(loc. cit.)*, qui a vu que la teneur en graisse du sang d'un chien varie spontanément de près de moitié en l'espace de trois heures.

Voici, en outre, la méthode de dosage suivie par

[1] *Archiv für Physiologie von Pflüger*, t. XLVI, 1890, p. 383 et suiv.

Röhmann et Mühsam *(loc. cit.)*. Cette méthode est également celle suivie par Bornstein [1] et par Frank [2].

Dans un flacon taré contenant 500 centimètres cubes d'alcool à 96 pour 100, on laisse couler jusqu'à un trait marqué en agitant environ 50 centimètres cubes de sang : on pèse alors rigoureusement la quantité de sang introduite et on laisse le sang reposer jusqu'au jour suivant. (Ici, nous faisons observer que c'est une faute de laisser ainsi le sang un temps indéterminé.) Le sang est alors filtré sur du coton de ver. Le coagulum est lavé par 200 centimètres cubes d'éther et cet éther, ainsi que l'alcool filtré, sont évaporés dans une capsule au bain-marie. Le résidu est repris par l'éther qui ne dissout pas les sels et les sucres, et on évapore à nouveau dans une capsule. Entre temps, on sèche le coagulum au bain-marie, puis on le pulvérise et on le place avec de l'éther dans un appareil à extraction de Soxhlet. La solution éthérée ainsi obtenue est réunie avec la première solution et desséchée dans le vide sur SO^4H^2, puis reprise par de l'éther distillé sur le sodium, et enfin séchée au bain-marie et pendant demi-heure à 100 degrés. Après refroidissement, l'extrait éthéré est pesé. Röhmann et Mühsam ne s'occupent pas de l'analyse de cet extrait éthéré et le qualifient « Fett », ce qui est une approximation un peu trop facile.

Voici, par exemple, une table qu'ils donnênt montrant la rigueur de leur procédé.

[1] *Einiges über die Zusammensetzüng des Blutes in Verschiedenen Gëfässprovinzen* (Inaug. Diss. Breslau, 1887).

[2] Du Bois Raymonds, *Archiv.*, 1894, p. 297.

Teneur en graisse (nous devons lire extrait éthéré) pour 100 de sang de carotide de chien :

5e expérience. . .	0,914	0,962	0,965	0,926
6e — . . .	0,747	0,743	0,719	»
7e — . . .	0,751	0,750	»	»
8e — . . .	0,706	0,716	»	»
9e — . . .	0,938	0,967	»	»
10e — . . .	0,794	0,759	»	»
11e — . . .	0,725	0,752	»	»

Comme on le voit, la méthode suivie donne au moins des résultats fort comparables entre eux et qui pourront servir dans les expériences comparatives de Röhmann et Mühsam que nous rapporterons dans le chapitre suivant.

Plus récemment, Cohnstein et Michaelis[1] ont publié à la suite d'un travail sur le sort des graisses du chyle dans le sang une étude sur les procédés de dosage de la graisse dans le sang.

Ils suivent la méthode du professeur Munk[2]. Ils placent le sang dans un vase d'Hofmeister et, après une pesée rapide ils le dessèchent complètement au bain-marie puis au bain d'air. Ils pèsent alors le vase pour avoir l'extrait sec, puis ils broient son contenu dans un mortier avec du sable de mer. La poudre fine est alors placée pendant quarante-huit heures dans un appareil à extraction de Soxhlet. La solution éthérée est alors distillée et son résidu est laissé vingt quatre heures dans l'exsiccateur, puis repris par l'éther absolu, filtré avec

[1] Ueber die Veränderung der Chylusfette im Blute (*Arch. für Physiologie von Pfluger*, t. LXV, 1897, p. 473),

[2] *Virchovs. Arch.*, Bd. CXXIII, p. 230.

un filtre sans graisse et enfin desséché et pesé. Le résidu total est appelé par eux « Fett », bien qu'il contienne, outre les graisses neutres des acides gras, de la cholestérine, des lécithines, d'autres substances telles que la jecorine (Jacobsen, *Centralbl. f. Physiol.*, 1892, n° 13), et des éthers d'acides gras de la cholestérine (Hürtle, *Zeitschr. f. physiol. Chem.*, Bd. XXI, p. 331).

Cette méthode simple n'a pas échappé aux critiques, car des travaux effectués dans le laboratoire de Pfluger[3] ont montré que dans l'extraction par l'appareil de Soxhlet des substances pulvérisées des quantités importantes de graisses peuvent rester sur le filtre. De plus, lorsqu'on emploie cette méthode, on trouve en extrait éthéré des chiffres moindres que ceux que l'on trouve en se servant de la méthode déjà indiquée d'Hoppe Seyler. Il semblerait que le traitement préalable du sang frais ou sec par l'alcool rende solubles dans l'éther des substances qui n'y sont pas solubles sans ce traitement. Cohnstein et Michaelis *(loc. cit.)* donnent un tableau où l'on voit la différence des chiffres obtenus avec l'une ou l'autre des deux méthodes. On voit qu'avec le sang épuisé par l'alcool on obtient des chiffres plus élevés.

	Epuisement à l'éther seul		Traitement à l'alcool avant l'épuisement à l'éther	
	Poids d'extrait	Extrait o/o	Poids d'extrait	Extrait o/o
13 gr. 21 de sang	0,0145	0,110	0,034	0,257
10,22	0,013	0,127	0,0425	0,415
15,63	0,019	0,122	0,0335	0,221
14.035	0,0445	0,317	0,090	0,061

[3] Dormeyer (Arch. v. Pfl., CXXIII, p. 341) et Steil *(Arch. v. Pfl.* 61, p. 343).

Expériences personnelles

La méthode de dosage des graisses que nous avons, M. Doyon et moi, employée, se rapproche beaucoup de celle indiquée par Hoppe Seyler. Nous faisons l'extrait alcoolique du sang et nous y dosons, l'extrait éthéré, les savons, les acides libres, la glycérine, etc. Les raisons qui nous ont fait choisir cette méthode sont les suivantes :

1° D'abord, il semble découler des expériences de Cohnstein et Michaelis déjà citées et des nôtres propres que l'extrait éthéré obtenu par cette méthode est plus riche que celui obtenu directement par l'épuisement éthéré seul ;

2° Nous avions besoin, pour les résultats que nous cherchions, d'extraire du sang les savons et la glycérine pouvant s'y trouver : l'épuisement éthéré tel que le pratique Munk, ne nous les aurait pas donnés.

C'est pourquoi nous avons suivi la méthode que je vais décrire :

1° *Saignée* : On récolte du sang pris à une artère ou à une veine par une canule en verre ou en métal, d'un calibre assez fort pour permettre au sang de couler rapidement. Dans les cas où l'on a pour but de faire des expériences comparatives sur la teneur en sang de deux territoires sanguins, on effectue les saignées simultanément. Le sang est recueilli dans des ballons de 1 litre renfermant 500 centimètres cubes d'alcool absolu pur, c'est-à-dire sans résidu et l'on pèse la quantité de sang qui varie de 40 à 80 grammes ;

2° *Epuisement du sang*: On fait alors bouillir l'alcool au réfrigérant ascendant pendant six heures ; on filtre à la trompe sur un filtre lavé à l'alcool et à l'éther pour le priver de graisse et on lave le résidu par 500 centimètres cubes d'alcool bouillant. Le coagulum est mis à part ;

3° *Extrait alcoolique* : On évapore l'alcool en le distillant dans le vide, le résidu séché est appelé extrait alcoolique. On y dose :

1° L'extrait éthéré ;

2° Les acides libres solubles dans l'éther ;

3° Les acides combinés à l'état d'éthers ;

4° Les savons ;

5° La glycérine.

I. — *Extrait éthéré :* On épuise l'extrait alcoolique par l'éther distillé sur Na, absolu et neutre, en faisant bouillir cet extrait avec l'éther au réfrigérant ascendant.

On filtre sur des filtres lavés à l'éther et on épuise par des lavages à l'éther le résidu.

On ajoute à cet extrait éthéré la solution éthérée obtenue en traitant le coagulum du traitement alcoolique par l'éther dans un appareil à épuisement, après l'avoir finement broyé avec du sable lavé et grillé. (Les travaux de Cohnstein et Michaelis ont montré qu'il y a dans le sang des substances qui ne sont solubles dans l'éther qu'après le traitement par l'alcool.) On obtient ainsi une solution dans l'éther absolu, que l'on concentre par distillation dans le vide, puisque l'on évapore dans une capsule tarée. Le résidu séché vingt-quatre heures dans le vide sur SO^4H^2 est l'extrait éthéré.

II. — Dans cet extrait éthéré il est important de connaître quel est le poids d'acides organiques libres : ces acides étant probablement en grande partie des acides gras. Pour le connaître, on agite l'extrait éthéré pendant vingt-quatre heures avec une solution aqueuse froide de CO^3Na^2 de manière à faire dissoudre les acides à l'état de sels et on sépare par filtration et lavage toute la solution aqueuse. Dans celle-ci on met les acides en liberté par SO^4H^2 étendu et on les fait passer dans l'éther absolu.

III. — Pour doser les acides organiques combinés à l'état d'éthers (corps gras, éthers de la cholestérine, lécithines), on saponifie l'extrait éthéré par ébullition avec la potasse alcoolique en suivant ici les indications données par Züntz [1].

Les savons formés sont dissous dans l'eau, puis, sous l'action de SO^4H^2, ils se décomposent laissant insolubles les acides organiques qu'on isole par l'éther absolu.

IV. — Dosage des savons. Là où la méthode d'Hoppe Seyler nous a semblé préférable, c'est quand nous avons eu à nous occuper des savons existant dans le sang. Les savons sont en effet solubles dans l'alcool, insolubles dans l'éther et solubles dans l'eau. En reprenant la partie de l'extrait alcoolique insoluble dans l'éther par l'eau, on y fait passer avec les savons des sels d'acides organiques et minéraux et la glycérine.

On dose alors en traitant par SO^4H^2 étendu et par l'éther absolu non pas les savons seuls, mais tous les

[1] *Traité d'analyse des beurres.*

acides organiques combinés à l'état de sels. Les savons constituent la majeure partie de ces sels.

Cette méthode échappe aux critiques que Noël Paton[1] a faites du dosage des savons par le procédé de Munk.

Munk et Rosenstein[2], après avoir épuisé les substances par l'éther pour y doser l'extrait éthéré, reprennent la masse par de l'alcool chargé d'HCl et chauffent dans un appareil de Soxhlet. Noël Paton a montré par de longues recherches que cette chauffe avec HCl, qui doit mettre en liberté les acides gras combinés à l'état de savons peut décomposer certaines substances autres que les savons et en tirer des acides organiques. Noël Paton cite en particulier des expériences d'où il conclut que la méthode de Munk peut décomposer les *lécithines-albumines* de Liebermann[3] et décomposer également les *nucléines* de Hammersten[4] et de Kossel[5].

V. — Dans certains cas, notamment dans nos recherches sur la lipase, nous avons eu à nous occuper du dosage de la glycérine dans le sang.

Nous considérons comme glycérine tout ce qui, dans l'extrait alcoolique du sang, est insoluble dans l'éther absolu, soluble dans l'eau et soluble dans un mélange d'alcool et d'éther à parties égales. Ce sont là les caractères de la glycérine donnés par Pasteur[6].

[1] *Journal of Physiolog.*, t. XIX, 1895, p, 169.
[2] *Virchovs archiv.*, CXXIII, pp. 230 et 484.
[3] *Pflügers Archiv.*, t. L et LIV.
[4] *Zeitsch. f. phy. Chem.*, t. XIX, p. 19, 1894.
[5] *Arch. f. Anat. u. Phy.*, 1893, p. 157.
[6] *Analyse des Vins. La Bière.*

CHAPITRE II

OU LA GRAISSE DU SANG EST-ELLE UTILISÉE ?

La graisse introduite à toutes les digestions dans le sang ne s'y accumule pas. Nous ne la voyons pas se fixer dans les vaisseaux non plus que dans le cœur. Il nous faut bien conclure, puisque la teneur en graisse du sang est limitée, au-dessous de 15 pour 100 chez le chien, comme il ressort des dosages effectués dans des conditions très diverses par Röhrig *(loc. cit.)* Röhmann et Mühsam *(loc. cit.)*, Cohnstein et Michaelis *(loc. cit.)* et par nous-même, il faut conclure, dis-je, que cette graisse disparaît quelque part, où, comment, pourquoi ? telles sont les questions que nous allons examiner. Elles nous paraissent d'un grand intérêt physiologique.

Un des premiers qui ait abordé la question de la disparition des graisses du sang est Röhrig *(loc. cit.)* dans son intéressant article (Ueber die Zusammensetzung und das Schicksal der in das Blut eingetretenen Nährfette). Il s'est d'abord occupé de fixer par des dosages la réalité de cette disparition des graisses du sang pendant l'intervalle des digestions et d'en déterminer la rapidité.

Il a commencé par essayer de faire pénétrer dans

les vaisseaux d'un chien à jeun des injections d'émulsion d'huile, et de doser la teneur en graisse du sang d'heure en heure. Nous ne retiendrons pas ces expériences comme faites dans des conditions peu physiologiques.

Röhrig a ensuite fait des recherches sur la graisse contenue réellement dans le sang d'un animal en digestion.

Pour cela, il prend un chien à jeun et il dose la quantité de graisse et de cholestérine contenue dans le sang (carotide), puis il donne à l'animal un repas copieux de panne de porc et quatre heures après, il coupe les communications de manière à arrêter l'apport de graisse dans le sang et il dose de temps en temps la teneur en graisse du sang (carotide).

Röhrig fait remarquer qu'il a rencontré une grande difficulté à empêcher tout apport de graisse dans le sang, car en coupant le canal thoracique, on n'est pas sûr de couper toutes les voies de pénétration de la graisse digérée dans le sang. Il faut tenir compte de toutes les anastomoses entre le canal thoracique et tout le système lymphatique, lequel est lui-même en contact avec le sang sur toute la surface du corps. Néanmoins, il a fait de son mieux et il a observé une très notable disparition de graisse d'heure en heure.

Il conclut de ces recherche :

1° Le sang de chien même après plusieurs jours de jeûne contient encore de la graisse (5 à 7 pour 1000.)

2° Le sang de chien nourri avec de la graisse en contient davantage (12,5 pour 1000.)

3° Mais si l'on coupe l'arrivée de graisse en sectionnant le canal thoracique, la teneur en graisse diminue, mais diminue de moins en moins rapidement, si bien que la diminution de la graisse est proportionnelle à la quantité de graisse qui se trouve actuellement dans le sang.

4° La vitesse maximum de perte de graisse en une heure est de 1 gr. 5 pour le sang tout entier d'un chien de 17 kilogrammes ayant environ 1020 grammes de sang.

5° Quant à la question de savoir ce que devient cette graisse, Röhrig ne lui donne aucune solution satisfaisante. Il fait d'abord remarquer qu'à mesure que la graisse digérée diminue dans le sang, la quantité de cholestérine ne diminue pas de la même façon et le rapport de la quantité de cholestérine à la quantité de graisse augmente plutôt.

D'autre part, il dit que la graisse ne passe pas du sang dans le système lymphatique, car il n'a jamais vu dans la lymphe de globules de graisse qui ne manqueraient pas de s'y trouver comme il s'y trouve des globules sanguins.

Il passe alors dans le domaine des hypothèses, et il prétend que cette graisse doit être oxydée dans le sang et qu'elle doit donner CO^2 et H^2O. Mais, comme il ne donne aucune preuve expérimentale de ce mode de destruction des graisses, nous ne lui accorderons aucune confiance.

Röhmann et Müsham ont repris cette question dans un article déjà cité (Ueber den Gehalt des Arterienund Venenblutes an Trokensubstanz und Fett). Ils ont cherché à résoudre cette question : où se fait la disparition des graisses? et ils se sont demandé si elle a lieu à la périphérie, au niveau des capillaires, entre les artères et les veines. Pour cela, ils ont fait des dosages de graisse (ou pour mieux dire d'extrait éthéré) dans l'artère carotide et dans la veine fémorale d'un chien. Leurs dosages effectués par leur méthode décrite dans le chapitre précédent, nous paraissent dignes de confiance. Il constatent d'abord que, dans les huit expériences citées, il n'y en a qu'une dans laquelle la différence dans la teneur du sang veineux et du sang artériel soit en dehors des limites d'erreurs d'expérience, toutes les autres sont trop faibles pour avoir quelque importance. De plus, comme ces différences sont tantôt au profit de l'artère, tantôt au profit de la veine, on ne peut pas conclure avec certitude que le sang artériel soit plus riche en graisse que le sang veineux.

Ils comparent leurs résultats à ceux de Bornstein[1] qui s'est également préoccupé de la même question.

En comparant les chiffres de ses expériences, disent Röhmann et Müsham, Bornstein a conclu que le sang veineux renferme moins de graisse que le sang artériel. Cependant, si l'on fait la différence entre la teneur en graisse du sang artériel et celle du sang veineux, on voit que les conclusions de Bornstein sont exagérées. En effet, la teneur en graisse pour 100 de la carotide l'emporte sur celle de la veine cave inférieure de

— 0,015
+ 0,054
+ 0,051

[1] *Inaug. Diss.* Breslau, 1887.

et celle de l'artère fémorale sur celle de la veine fémorale de

+ 0,186
+ 0,053

Comme on le voit, ces différences sont inférieures aux limites des erreurs possibles que Röhmann et Müsham ont fixées à 0,10 pour 100, sauf une seule, et encore peut-on critiquer ces résultats.

En effet, Bornstein n'opérait pas dans des conditions correctes. Pour faire ses prises de sang il amenait une stase dans le système veineux par suite de l'introduction d'un cathéter à travers le cœur jusque dans la veine cave inférieure ou d'une canule au bout périphérique de la veine fémorale. Cette stase devait amener, comme l'ont montré Cohnstein et Zuntz[1], une augmentation du nombre des globules dans la veine.

Or, comme la graisse est surtout contenue dans le plasma, il n'est donc pas étonnant que Bornstein ait observé une légère diminution dans la teneur en graisse du sang veineux.

Enfin Cohnstein et Michaelis[2] se sont également préoccupés de rechercher où se fait le transport des graisses du sang dans les tissus. « On a pensé que les particules de graisse traversent les parois des capillaires comme on a pu le voir faire à certaines cellules (globules du lait, cellules graisseuses de la moelle osseuse, bactéries, leucocytes, etc.). Mais si l'on examine de plus près les faits, on voit que s'ils ont donné

[1] *Arch. Pfl.*, Bd. XLII, 503.
[1] *Arch. Pfl.*, Bd. LXV.

des renseignements sur le sort des éléments introduits pathologiquement ou artificiellement dans le sang, ils n'ont donné aucune lumière sur le transport des éléments physiologiques du sang. Certains éléments peuvent sortir des capillaires, mais les uns blessent par leurs propriétés chimiques ou vitales la paroi des capillaires, les autres passent à travers cette paroi grâce à leur propre mobilité, mais on ne voit nulle part, si loin que l'on examine, les éléments physiologiques du sang, (les globules) sortir de la circulation sous des influences normales.

En effet, on peut vérifier l'émigration des globules du lait, des bactéries, etc., à travers la paroi des capillaires, parce qu'on les rencontre dans la lymphe et dans l'urine. Mais personne n'a encore vu le passage des éléments de la graisse du sang dans la lymphe et dans l'urine. On peut même démontrer que la graisse du sang ne passe pas dans la lymphe en dosant la graisse dans le sang et dans la lymphe du tronc lymphatique du cou. »

Suivent les détails de trois expériences qui prouvent que l'adjonction de graisse du chyle au sang (par injection intra-veineuse de chyle) ne fait pas augmenter la teneur en graisse de la lymphe.

Teneur en graisse pour 100 de lymphe

1re	expérience :	avant l'adj. de graisse	. . .	0 137
	—	après —	. . .	0 124
2e	—	avant —	. . .	0 296
	—	après —	. . .	0 227
3e	—	avant —	. . .	0 254
	—	après —	. . .	0 166

Cependant dans ces expériences la lymphe après l'injection intra-veineuse de chyle changeait d'aspect, car tandis qu'elle était rougeâtre avant, elle devenait lactescente. L'examen microscopique et les analyses montrent que cet aspect n'est pas dû à une augmentation de la teneur en graisse. Il semble que cette lactescence soit due à des substances albuminoïdes, comme le montre l'augmentation de l'extrait sec de la lymphe après l'injection de chyle. La recherche de la graisse dans l'urine a montré qu'il n'en passe pas dans ce liquide.

« Si donc, à la suite de l'injection d'une grosse quantité de graisse du chyle, la graisse n'augmente ni dans la lymphe, ni dans l'urine, il faut bien en conclure que les particules de graisse ne traversent pas les capillaires. »

Expériences personnelles

Nous avons voulu tout d'abord, M. Doyon et moi, résoudre la question importante : le sang artériel et le sang veineux ont-ils une teneur en graisses différentes? Cette question nous semblait encore en litige, puisque Bornstein (*loc. cit.*) y donne une réponse positive, et Rôhmann et Müsham une réponse négative. Nous nous sommes inspiré des expériences de ces auteurs pour fixer le protocole des nôtres, nous efforçant d'éliminer toutes les causes d'erreur dans la prise du sang et d'augmenter autant que possible la précision des dosages.

Prise de sang. — Il était indispensable de se soumettre aux conditions suivantes : 1° éviter d'interrompre la circulation du sang au moment de la prise ; 2° faire la prise de sang dans l'artère et dans la veine simultanément ; 3° éviter toute évaporation du sang avant la pesée.

Pour cela, nous avons fait nos expériences sur le sang de l'artère et de la veine fémorale d'un chien.

La région où passent les vaisseaux était préparée, et ceux-ci soigneusement isolés. Au moment de la saignée on enfonçait simultanément un trocart de calibre convenable dans chacun de ces vaisseaux et l'on recueillait très rapidement une quarantaine de grammes de chacun des deux sangs dans des flacons pleins d'alcool faciles à peser.

Dosage. — Les dosages ont été effectués par la méthode que j'ai exposée dans le chapitre précédent. Le tableau que je donne ici indique quelle précision donne cette méthode dans la comparaison de deux résultats :

Sang de l'artère fémorale

	Extrait éthéré 0/00	Acides organiques à l'état d'éthers 0/00
Première expérience . .	8,44	7,20
— . .	8,36	7,38
Deuxième expérience . .	6,55	5,67
— . .	6,58	5,69

Comme on le voit, notre méthode peut parfaitement servir à la comparaison des résultats donnés par deux sangs, puisque la limite des erreurs est au-dessous de 0,10 pour 1000.

Voici les résultats obtenus dans quatre de nos expériences :

	Extrait éthéré du sang :	
	Artère fémorale 0/00	Veine fémorale 0/00
Chien à jeun depuis 24 heures.	4,33	4,30
Chien en digestion 4 heures après un repas de graisse. .	8,40	8,96
Chien en digestion 4 heures après un repas de graisse. .	6,56	6,21
Chien à jeun depuis 48 heures.	5,05	4,79

Si maintenant nous comparons entre eux les résultats fournis par les sangs artériels et veineux, nous voyons que sur 4 expériences, 3 sont favorables à l'idée qui voudrait que le sang artériel fût plus riche en graisse que le sang veineux ; une seule indiquerait le contraire. Mais si la diminution de la teneur en graisse de l'artère à la veine a pu être constatée trois fois et si elle est supérieure dans deux cas à la limite des erreurs de dosage, elle est encore tellement faible qu'il est impossible de conclure que le sang artériel est plus riche en graisse que le sang veineux. S'il existe réellement une différence entre ces deux sangs à ce point de vue, elle est tellement faible qu'avec les méthodes de saignée même les plus perfectionnées on ne peut arriver à la mettre en évidence d'un façon certaine.

CHAPITRE III

MODIFICATIONS DES GRAISSES DU SANG IN VITRO

Puisque les graisses qui s'introduisent après chaque repas dans le sang ne s'y accumulent pas et puisque l'on n'a pu découvrir les organes dans lesquels elles sont déposées et utilisées, on peut se demander si le sang lui-même ne détruirait pas les graisses ou ne les transformerait pas en produits différents assimilables. C'est ce qu'ont fait, en 1897, deux auteurs allemands, MM. Cohnstein et Michaelis[1]. Nous allons citer des extraits de leur travail qui nous paraît présenter des garanties d'exactitude suffisantes :

« Nous avons, disent ces auteurs, fait l'hypothèse que le sang pourrait bien lui-même transformer les graisses.

« Dans un ballon de verre bouché par un bouchon à deux trous, muni de deux tubes, l'un d'arrivée plongeant jusqu'au fond et l'autre de dégagement pour y faire passer un courant d'air filtré sur du coton et ayant barboté dans l'acide sulfurique et la potasse, on place du sang seul ou bien du sang mêlé à une certaine quantité de chyle. On place à l'étuve pendant seize ou vingt-quatre heures. On dose la quantité de graisse avant et après le séjour à l'étuve et l'on compare.

[1] *Arch. de Pflüger*, t. LXV, p. 473.

« Les résultats montrent que le sang a la propriété de faire disparaître, en présence d'oxygène, une partie des graisses qu'il contient ou des graisses du chyle surajouté. Ce phénomène s'appelle lipolyse.

« L'action d'une plus ou moins grande quantité d'oxygène sur la lipolyse a été mise en évidence, car si l'on suspend le passage de l'air, on voit qu'il n'y a pas disparition des graisses. »

« Nous avons, continuent ces auteurs, cherché à résoudre cette question : à quels éléments du sang est dû le pouvoir lipolytique. Des recherches ont été faites avec le sérum obtenu par le repos du sang de chien.

« Elles ont montré que la transformation des graisses est due non pas au plasma mais aux globules.

« On peut se demander si cette propriété est particulière aux globules vivants ou si elle a lieu après la mort de ceux-ci.

« Des recherches avec du sang laqué artificiellement (dans l'expérience par adjonction d'eau) ont montré que le pouvoir lipolytique du sang existe encore après la destruction des globules. »

De plus, pour éviter l'objection qu'on pourrait leur faire que leurs chiffres d'expérience pourraient être faussés par l'évaporation du liquide, surtout en présence du courant d'air, Cohnstein et Michaelis prennent désormais la précaution de donner la teneur en graisse du sang par rapport à l'extrait sec. Les résultats obtenus confirment leurs conclusions précédentes.

Enfin, ces auteurs, pour plus de précision, ont dosé séparément la graisse dans le sang et dans le chyle pour voir la part qui revient à chacun de ces liquides.

« Nous concluons, disent-ils, que dans les globules rouges se trouve une substance qui a la propriété, en présence de l'oxygène, de transformer les graisses du chyle en corps insolubles dans l'éther.

Il y a donc dans le sang une fonction lipolytique qu'il faut rapprocher de l'action lipolytique du pancréas[1] et de certaines semences[2] de plantes. »

Continuant leurs investigations sur le mécanisme de cette fonction lipolytique, Cohnstein et Michaelis ajoutent : « A l'intérieur de l'organisme cette disparition des graisses dans le sang semble avoir lieu très rapidement. Nos recherches, dans lesquelles nous avons vu disparaître très vite les graisses du chyle introduites artificiellement dans le système vasculaire et aussi l'égalisation de la teneur en graisse du sang de chien à jeun et du sang de chien nourri abondamment de graisse en sont une preuve. »

Mais cette fonction lipolytique est-elle générale et a-t-elle lieu sur les graisses autres que celle du chyle ?

La réponse de Cohnstein et Michaelis est négative, car ils ont vu que le sang n'agit pas sur les graisses du lait ou d'une émulsion d'huile de foie de morue.

« Nous ne pouvons expliquer pourquoi la lipolyse n'a lieu qu'avec les graisses du chyle, disent-ils. Cela tient probablement à la finesse de l'émulsion de la graisse dans le chyle[3]. »

[1] Nencki, *Arch. f. experim. Pathol. und Pharmakol.*, Bd. XX, p. 367.

[2] *Sitzungsber d. K. K. Academie der Wissensch. Mathem. Naturwiss.*, Juli 1890 et 1891.

[3] Munk und Rosenstein, *Virchovs Archiv.*, Bd. CXXIII, p. 230.

Cohnstein et Michaelis abordent alors la question très intéressante des produits dans lesquels les graisses disparues se transforment.

Ils ont d'abord pensé que l'action oxydante de l'oxyhémoglobine brûle les graisses et les transforme en CO^2 et H^2O. Cependant, cette idée serait en contradiction avec les expériences de Magnus et Lévy[1] qui ont vu que, au plus fort de la digestion des graisses, on n'observe pas un accroissement considérable du dégagement de CO^2.

Puis, ils se sont en outre rendu compte que cette oxydation complète n'a pas lieu et que le produit de l'action lipolytique n'est pas un corps gazeux, mais un corps solide. Car ils ont observé que si la graisse du mélange (sang et chyle) diminue, le poids de l'extrait sec diminue à peine et point d'une manière correspondante.

De plus, les auteurs calculant la quantité d'acide carbonique que produirait toute la graisse disparue dans l'expérience, si elle était complètement oxydée, ont vu qu'elle est tout à fait hors de proportion avec celle qu'ils ont mesurée, en faisant passer dans le ballon un courant d'air bien privé de CO^2 et en dosant la quantité de CO^2 que contient le gaz à la sortie.

« Si donc il y a oxydation de la graisse, disent-ils, elle ne va pas jusqu'à la formation de CO^2 et d'H^2O. »

Cohnstein et Michaëlis se demandent ensuite s'il n'y aurait pas là une *saponification*. Pour s'en rendre

[1] *Pflügers archiv.* Bd. LV, p. 39.

compte, ils ont mis du sang en présence d'oxygène, en contact avec des éthers facilement saponifiables, par exemple salol ou benzoate de phényle qui, comme l'a montré Nencki, sont saponifiés avec mise en liberté de phénol par le ferment des glandes intestinales et ils ont vu qu'il n'y avait, sous l'action du sang, aucune saponification.

De plus, les auteurs ont cherché à se rendre compte si le mélange (sang et chyle) contenait des savons. Ils en ont isolé des savons, mais ils avouent que ceux-ci peuvent bien être ceux qui existent normalement dans le sang et dans le chyle. Un dosage précis pouvait seul trancher la question. Cohnstein et Michaëlis disent qu'ils n'ont pas pu avoir à cette époque plus de renseignements sur cette question, vu qu'ils n'avaient à leur disposition pour le dosage des savons que la méthode de Munk, à laquelle Noël Paton a adressé les justes critiques que nous avons signalées dans le chapitre premier.

Plus tard, en 1897-98, Cohnstein et Michaëlis ont repris et complété leurs recherches sur la fonction lipolytique du sang. Ils ont notamment éclairci les points suivants :

1° *Influence de la température sur la lipolyse.* — La disparition de la graisse du sang ne s'effectue pas aussi rapidement à toutes les températures, sa vitesse est maxima à la température du corps, une température très haute ou très basse la ralentit et même l'arrête.

Voici quelques chiffres : elle est par expérience de

[1] *Arch. Phys. Pfl.*, t. LXIX, p. 76.

57,1 pour cent à 40 degrés, tandis qu'elle n'est que de 29,8 pour cent à 15 degrés en 24 heures.

2° La présence de l'oxygène est-elle nécessaire à la lipolyse ?

Cohnstein et Michaëlis ont essayé de remplacer le courant d'oxygène barbotant dans le sang par un courant d'un autre gaz inerte, par exemple d'hydrogène ; ils ont vu que dans ce cas, la disparition de la graisse est absolument nulle et que, par conséquent, la présence de l'oxygène est indispensable.

3° Est-il nécessaire de tenir compte des pertes de graisse dues à la lipolyse dans les dosages de graisse du sang ? Lorsqu'on emploie la méthode de Munk, que nous avons, M. Doyon et moi, évité d'employer, on laisse le sang se dessécher pendant plusieurs journées dans un dessiccateur. Il est facile de comprendre que, dans ces conditions, beaucoup de phénomènes biologiques, parmi lesquels la lipolyse, continuent à se passer dans le sang. Il y a donc, de ce chef, une cause d'erreur considérable dans les dosages de graisse du sang. Les auteurs concluent qu'il est nécessaire de l'éviter, ce qui est réalisé autant que possible dans la méthode que nous avons suivie M. Doyon et moi,

Cohnstein et Michaëlis expliquent par cette perte de graisse, sous l'action des globules, pourquoi, en suivant la méthode de dosage de Munk, on n'arrive pas à observer d'augmentation dans la teneur en graisse lorsqu'on donne des corps gras à manger à un chien qui était à jeun. En effet, la lipolyse étant proportionnelle à la quantité de graisse est plus considérable dans le sang d'un chien nourri à la graisse.

Ce qui le démontre bien, c'est que si l'on calcule la quantité de graisse contenue dans le sang d'un chien à jeun puis nourri à la graisse, en dosant la graisse d'abord dans le caillot, puis ensuite dans le sérum où nous savons qu'il ne se passe pas de lipolyse, on observe une augmentation dans le cas où l'animal a pris de la graisse.

Voici un exemple :

Chien à jeun	Sang total	0,487 °/₀	de graisse
	Sérum	1,04 °/₀	—
Chien après un repas de graisse	Sang total	0,402 °/₀	—
	Sérum	2,11 °/₀	—

Comme on le voit, le sang total aurait la même teneur en graisse dans les deux cas tandis que le sérum seul serait devenu plus riche de moitié.

4° Les extraits de sang ont-ils une action lipolytique?

Cohnstein et Michaelis ont désséché du sang à 40 et à 100 degrés ; ils obtinrent les résultats suivants :

L'extrait de sang fait à 40 degrés possède un pouvoir lipolytique.

L'extrait de sang fait à 100 degrés n'a aucune action sur la graisse.

Résultat de la lipolyse.

Cohnstein et Michaelis, comme nous l'avons reproduit, ont établi que le produit de transformation des graisses par la lipolyse est un corps solide, mais ils n'ont pas pu savoir si ce ne serait pas des savons.

Ils ont alors repris cette question avec plus de soin,

en se servant, sur les conseils du professeur Zuntz, de la dialyse.

Ils ont alors monté deux dialyseurs semblables et ils se sont assurés qu'ils laissaient passer dans le même temps des quantités équivalentes de substance solide. Ils ont alors fait dialyser deux portions d'un même mélange de sang et de chyle avant et après un séjour à l'étuve de vingt-quatre heures. Ils ont constaté que l'échantillon placé à l'étuve laissait passer beaucoup plus de substance dialysable que l'autre.

Ils en concluent que le séjour à l'étuve a donné naissance à une substance dialysable. Du reste, cette substance ne prend pas naissance si l'on remplace le sang par du sang chauffé à 100 degrés ou par du sérum : elle ne prend pas non plus naissance si on ajoute au sang un poison du protoplasma qui, on le sait, arrête les actions diastasiques, par exemple l'acide prussique.

Le produit de la lipolyse est donc une substance soluble dans l'eau et dialysable, mais il est nécessaire de chercher si cette substance n'est pas produite seulement *in vitro* et si elle prend naissance dans le corps des animaux.

Ils ont alors pris un chien, à jeun, auquel ils ont fait une fistule du canal thoracique, puis ils lui ont fait une injection de chyle, intraveineuse. Comme ils l'ont montré, dans ces conditions la graisse ne passe pas dans la lymphe, mais s'il se produit des substances dialysables par l'action lipolytique du sang, celles-ci vont passer dans la lymphe. Ce qui a été vérifié par une expérience qui a pour complément une nouvelle expérience cruciale dans laquelle, au lieu d'injecter du chyle dans les veines du chien, on a injecté de la lymphe sans graisse et où il ne s'est pas produit la substance dialysable en question.

Cohnstein et Michaelis ne donnent aucun autre renseignement sur la nature de cette substance dialysable.

Les conclusions de Cohnstein et Michaelis n'ont pas toutes été acceptées sans contrôle et sans qu'on leur ait adressé plusieurs critiques. *Richard Weigert*[1] de l'Université de Breslau, sous l'inspiration du professeur Röhmann, a repris cette question de la lipolyse à la solution de laquelle il a apporté de nouveaux matériaux. Weigert commence par critiquer la méthode de recherches que Cohnstein et Michaelis avouent eux-mêmes imparfaite, puisqu'en laissant sécher leur sang, ils ont constaté qu'il pouvait se produire des pertes de graisse allant jusqu'à 77 pour 100, et il ajoute qu'attribuer ces pertes à la lipolyse, c'est faire une hypothèse absolument gratuite, vu qu'on ne sait pas ce qui se passe dans la dessiccation du sang. Weigert ajoute ensuite que les analyses de Cohnstein et Michaelis ne sont pas assez précises, puisqu'ils n'ont, en général, pas tenu compte de la concentration du sang sous l'action du courant d'air, cause d'erreur dont ils se sont, eux-mêmes, bien aperçus.

De plus, on ne voit nulle part que Cohnstein et Michaelis se soient préoccupés d'éviter la présence des bactéries.

[1] *Arch. Pflüger*, t. LXXXII, 1900, p. 86.

Enfin, il est nécessaire de prendre de plus grandes quantités de sang.

Weigert dit avoir introduit les perfectionnements suivants :

Il commençait à recevoir le sang en quantité considérable dans un vase où il plaçait du fluorure de sodium comme antiseptique et anticoagulant (1 gr. 5 pour 100 grammes de sang).

Dans les cas où il devait séparer les globules du plasma, il plaçait le sang oxalaté dans un réfrigérant à + 10 degrés pour arrêter les actions diastasiques et il purifiait les globules par centrifugation.

Quant au dosage de l'extrait éthéré, Weigert l'effectuait en suivant la méthode de Hoppe Seyler, telle que l'employait Röhmann.

Les acides solubles dans l'éther étaient dosés, car la solution aqueuse de leurs sels était saturée par $SO^4 H^2$ et reprise par l'éther. Les acides ainsi obtenus étaient pesés, puis dissous dans de l'alcool bien neutre et titrés à la phtaléine avec une solution alcoolique de potasse.

Weigert s'est occupé de voir ce que devenait à l'étuve l'extrait éthéré du sang total, des globules et du plasma.

De ses expériences, il conclut que la substance soluble dans l'éther qui disparaît lorsqu'on place du sang à l'étuve, se trouve dans les globules et non dans le plasma. Or, les travaux de Hoppe-Seyler et de Abderhalden ont montré que les globules rouges ne contiennent pas de graisses. Weigert conclut de là que la substance soluble dans l'éther qui disparaît à l'étuve n'est pas de la graisse. Pour étayer cette affirmation, il prend les résultats de Cohnstein et Michaelis, lesquels montrent que les graisses surajoutées au sang ne sont pas attaquées. De plus, ces auteurs, on se le rappelle, ont montré que lorsqu'on laisse du sang ou des mélanges de sang et de chyle à l'étuve, il n'apparaît pas de produit gazeux par suite de la lipolyse — le résidu sec ne change pas — CO^2 n'augmente pas, mais il se fait une substance soluble dans l'eau et dialysable. Cohnstein et Michaelis ajoutent que cette substance est peut-être un savon, mais qu'ils ne peuvent rien affirmer.

Ce que Weigert affirme, c'est qu'à l'étuve les acides solubles dans l'éther augmentent.

Ainsi, 200 centimètres cubes de sang contiennent en acides solubles dans l'éther :

	gr.
Avant le séjour à l'étuve	0,020
Après —	0,1819
128 grammes de globules rouges, avant .	0,064
100 — — après .	0,136

Ces acides seraient peut-être salifiés par les alcalis du sang, bien que cette augmentation du poids des acides soit difficile à concilier avec l'augmentation de l'alcalinité constatée par les titrages au tournesol.

Pour expliquer cette formation d'acides, Weigert[1] fait l'hypothèse qu'ils proviennent de la décomposition de la lécithine.

Hoppe Seyler[2] a montré que les globules rouges sont très riches en lécithine.

[1] *Physiol. Chem.*, 1879, p. 399.
[2] *Zeitsch. f. physiol. Chem.*, 1898, t. XXV, p. 188.

Abderhalden a montré que 1000 grammes de globules renferment, chez le chien, 2 gr. 56 de lécithine, et 4 gr. 85 chez le cheval.

On pourrait alors concevoir une décomposition de la lécithine schématisée par l'équation.

$$\underset{\text{Lécithine}}{C^{44}H^{90}AzO^{9}P} + 3\,H^{2}O = \underset{\text{Acide stéarique}}{2\,C^{18}H^{36}O^{2}}$$
$$+ \underset{\text{Acide glycérophosph.}}{C^{3}H^{9}O^{6}P} + \underset{\text{Neurine}}{C^{5}H^{15}O^{2}Az}$$

Ce qui serait vérifié par les remarques de Marino Zucco et de Martini (*Arch. ital. de Biol.*, t. XXI, 1894, p. 437) qui considèrent l'acide glycérophosphorique et la neurine existant dans le sang comme les produits de décomposition de la lécithine.

La suite de l'article de Weigert, au lieu d'éclairer ce qui précède, tend à l'obscurcir complètement. Weigert prétend avoir rencontré dans le sang à côté de ce processus destructeur des substances solubles dans l'éther un autre processus qui les ferait, au contraire, augmenter :

« On prend des globules qui ont été séparés du plasma à une température inférieure à 17 degrés, et on les purifie par centrifugation et lavage avec une solution de NaCl ; les globules traités immédiatement par l'alcool renferment 0,428 pour 100 d'extrait éthéré. Les globules restés quarante heures à l'étuve avec une solution à 1,5 pour 100 de NaFl contiennent 0,454 pour 100 d'extrait éthéré.

« De même, du sang complet traité immédiatement renferme 0,302 pour 100 d'extrait éthéré.

« Le même sang, resté vingt-trois heures à l'étuve, renferme 0,5358 pour 100 d'extrait éthéré.

« En même temps que l'extrait éthéré augmente, on voit aussi augmenter les acides solubles dans l'éther. »

De toutes ces expériences plus ou moins contradictoires, Weigert tire les conclusions suivantes :

1° Dans les globules, il y a des substances solubles dans l'éther dont la quantité diminue par un séjour à l'étuve ;

2° Les acides solubles dans l'éther augmentent à l'étuve ;

3° La substance soluble dans l'éther qui disparaît à l'étuve n'est pas de la graisse ;

4° Dans les globules, comme dans le plasma, il existe à côté du processus qui détruit les substances solubles dans l'éther, un autre processus qui en produit.

On conçoit que, devant des conclusions aussi différentes de celles de Cohnstein et Michaelis et aussi peu concordantes entre elles, il soit difficile de se faire une idée nette de l'utilisation des graisses du sang. De nouvelles expériences nous ont semblé utiles, et nous nous sommes efforcés, M. Doyon et moi, de fixer les points suivants :

1° Dans un séjour à l'étuve, et dans des conditions d'asepsie parfaite, la graisse du sang diminue-t-elle ?

2° Avec quelle vitesse diminue-t-elle ?

3° Que devient-elle ?

Expériences personnelles

Conditions expérimentales. — Nos expériences ont été faites soit avec du sang de cheval, soit avec du sang de chien. Les animaux auxquels on prélevait le sang étaient tantôt à jeun, tantôt en pleine digestion. Le sang était généralement recueilli dans la carotide ou la fémorale et conduit dans un flacon à trois tubulures du modèle usité dans les laboratoires de bactériologie pour la récolte des sérums thérapeutiques. Des fragments de baguettes de verre déposés au préalable dans le flacon permettaient de défibriner immédiatement le sang par agitation ; le liquide était ensuite réparti dans des vases préalablement tarés. Pour obtenir du sérum bien débarrassé de globules, on centrifugeait soit le sang défibriné, soit du sérum exsudé d'un caillot. Tous nos appareils étaient stérilisés au préalable. Les échantillons placés à l'étuve ont tous été soigneusement vérifiés au laboratoire d'hygiène de la Faculté de médecine de Lyon, avant le dosage, au point de vue bactériologique, par un examen immédiat au microscope et par un essai de culture. M. le professeur Courmont nous permettra de lui adresser l'hommage de notre profonde gratitude pour son bienveillant accueil. M. le Dr Lesieur, chef des travaux du laboratoire d'hygiène, voudra bien aussi accepter nos remercîments pour l'appui qu'il nous a si obligeamment prêté de sa compétence bactériologique.

Nous ne publions ici que les résultats donnés par des échantillons absolument dépourvus de microbe.

A l'étuve, les échantillons de sang restaient dans des conditions aussi physiologiques que possibles, ils étaient placés dans de grands flacons de manière à assurer la présence d'une grande quantité d'oxygène (5 litres pour 100 grammes de sang), lesquels flacons n'étaient bouchés qu'avec de la ouate pour ne pas gêner la circulation de l'air.

La température de l'étuve était réglée à 37 degrés ; elle ne s'est jamais élevée au-dessus afin d'éviter toute altération du sang, par une température trop forte.

Comme nous l'avons exposé, le dosage est effectué en épuisant le sang ou le sérum par l'alcool à 95 degrés bouillant ; après distillation rapide dans le vide de l'alcool nous dosons dans l'extrait alcoolique :

a) L'extrait éthéré (éther absolu) ;

b) Les acides organiques libres (acides gras et autres);

c) Les acides organiques combinés à l'état d'éthers (ces éthers étant pour une bonne part constitués par des corps gras, puis par des lécithines, enfin par des éthers de la cholestérine, etc.).

d) Les acides organiques combinés à l'état de sels (y compris les savons).

e) La glycérine.

Modifications de l'extrait éthéré dans le sang total ou défibriné.

Sang de chien rendu incoagulable par une injection de peptone.

	Ext. eth. 0/00	Alcal. de l'extr. alcool. au SO^4H^2 N/10	Ac. org. combinés à l'état d'éthers 0/00	Ac org. combinés à l'état de sels 0/00	Ac. org. libres 0/00	Gly.
	—	—	—	—	—	—
Immédiatement après la saignée . . .	5,752	2cc3	4,234	0,531	0,320	0,0
Après 96 h. à 36° en présence de l'air .	2,025	2,9	0,700	0,816	0,507	0,0
Après 96 h. à 37° dans le vide.	5,224	2,2	4,200	0,572	0,334	0,0

Sang défibriné provenant d'un chien à jeun depuis 21 heures.

	Ext. éth. 0/00	Ac. organ. combinés à l'état d'éthers 0/00
	—	—
Immédiat[1] après la saignée.	5,100	4,09
Après 216 heures à 37°. .	0,900	0,72

Modifications de l'extrait éthéré dans le sérum Influence de la centrifugation.

Sérum de cheval recueilli 20 heures après la saignée (le sang était maintenu à 8-12 degrés).

	Ext. éth. 0/00	Ac. organ. combinés à l'e. d'éth. 0/00	Ac. organ. combinés à l'état de sels 0/00	Act. org. libres 0/00	Glycérine
	—	—	—	—	—
Avant.	4,23	3,05	0,21	0,40	néant.
Non centrifugé . . Après 48 heures à 37°.	1.94	0.77	0,55	0,98	—
Avant.	3,96	2,95	0,29	0,53	—
Centrifugé . . . . Après 48 heures à 37°.	3,85	2,78	0,29	0,50	—

Conclusions. — 1° L'extrait éthéré diminue dans le sang conservé aseptiquement à l'étuve ;

2° Les acides organiques combinés à l'état d'éthers diminuent et si l'on compare la diminution de ceux-ci de 4 gr. 23 à 70 centigrammes, à la teneur en corps gras, lécithines[1] du sang, on voit que la diminution doit porter et sur les corps gras et sur la lécithine ;

3° Il n'y a pas augmentation en quantité équivalente de l'acidité de l'extrait alcoolique, de la glycérine, des acides gras libres ou à l'état de savons ;

[1] Hoppe Seyler, *loc. cit.* Abderhalden, *loc. cit.*

4° La présence de l'oxygène est nécessaire. La diminution de l'extrait éthéré est insignifiante dans un échantillon conservé en tube scellé, soumis au préalable pendant deux ou trois heures au vide de la trompe.

5° La diminution des éthers *in vitro* paraît liée à l'existence des globules du sang. Elle n'a pas lieu ou elle est extrêmement faible dans le sérum pur débarrassé de globules par la centrifugation ; elle a lieu, quoique atténuée, dans le sérum recueilli à la suite de la coagulation et contenant encore des globules. Ce qui prouve que si les globules renferment l'agent de la diminution de l'extrait éthéré, le sérum renferme des substances qui disparaissent (très probablement des corps gras.)

Nous nous sommes alors préoccupés de la vitesse avec laquelle l'extrait éthéré disparaît *in vitro* dans le sang, afin de nous rendre compte de l'importance que peut avoir ce phénomène dans l'utilisation des graisses par l'organisme. Pour faire cette recherche, nous avons effectué de jour en jour des dosages sur du sang laissé à l'étuve.

Sang défibriné provenant d'un chien, six heures après un repas de graisses.

	Ext. éth. 0/00	ac. organ. comb. à l'e. d'e. 0/00	ac. organ. comb. à l'e. de de sels	ac. organ. libres	glyc.
	—	—	—	—	—
Imméd[t] après la saignée. .	6,70	4,982	0,620	0,200	»
Après 48 h. à l'étuve. . .	3,80	2,360	0,693	0,290	»
— 96 h. — . .	3,30	1,917	0,780	0,320	»
— 144 h. — . .	2,40	1,250	0,840	0.450	»
— 192 h. — . .	1,60	0,70	0,960	0,628	»
— 192 h. — dans le vide.	6,01	»	»	»	»

Conclusions : 1° La vitesse de diminution de l'extrait éthéré dans le sang va en décroissant, à mesure que le poids relatif de cet extrait diminue.

2° Cette vitesse (1 gr. 5 pour 100, par litre et par vingt-quatre heures) ne saurait être comparée avec celle constatée par Röhrig[1] pour la diminution de l'extrait éthéré du sang d'un animal vivant.

Ce qui fait que ne sachant pas si les phénomènes se passant *in vitro* à l'étuve sont identiques à ceux qui se passent dans le sang circulant, nous ne pouvons rien conclure de précis au sujet de l'importance réelle de cette lipolyse dans l'utilisation des graisses par l'organisme. Nous pouvons seulement dire avec Cohnstein et Michaelis et avec Weigert qu'il y a là un processus qui peut se passer dans le sang circulant, mais nous ne sommes pas fixé si c'est le seul processus et, si à côté de celui-là, il n'y en a pas un autre plus important qui nous échappe encore.

EXPÉRIENCES SUR LES CORPS GRAS SURAJOUTÉS.

Enfin, nous avons vérifié les faits découverts par Cohnstein et Michaelis montrant que la lipolyse est un phénomène particulier aux graisses se trouvant naturellement dans le sang et aux graisses du chyle contenu dans le canal thoracique : elle n'a pas lieu avec les autres graisses que nous avons mises en contact avec le sang.

Le sang est sans action sur l'huile de pied de bœuf. Cela

[1] *Loc. cit.*

n'a rien d'étonnant, pourra-t-on nous répondre, puisque l'huile de pied de bœuf est insoluble dans le sang. Pour nous placer dans des conditions d'attaque des graisses aussi favorables que possible, nous avons eu recours au lait qui est l'émulsion naturelle qui ressemble le plus au chyle.

Le sang s'est montré inactif sur le lait comme sur l'huile.

Enfin, le sang n'a aucun pouvoir lipolytique sur le chyle bouilli.

Le sang n'agit pas non plus sur l'huile mêlé à de l'extrait de muqueuse intestinale, ni sur l'huile mêlé à de l'extrait de ganglions mésentériques.

Ces résultats montrent qu'il ne faut pas considérer le chyle comme équivalent à une émulsion artificielle de gouttes de graisse, mais comme ayant des propriétés biologiques spéciales.

CHAPITRE IV

EXISTE-T-IL UNE LIPASE DANS LE SANG ?

La lipase serait une diastase supposée exister dans le sérum sanguin de l'homme et des animaux, qui aurait pour propriété de saponifier tous les éthers à acides organiques pouvant se trouver dans le sang : les corps gras n'échapperaient pas à son action. Ce serait donc un ferment jouant un rôle important dans l'utilisation des graisses du sang et dont l'étude devait nous intéresser : de plus, étant donné les polémiques que sa recherche a fait naître, nous croyons devoir présenter cette question avec quelques détails en citant les mémoires originaux pour mieux étaler la pensée des auteurs qui s'en sont occupés.

M. Hanriot, dans une série de notes et de mémoires publiés dans les *Comptes rendus de l'Académie des Sciences* (1896, t. CXXIII, p. 753 et 833), dans les *Comptes rendus de la Société de Biologie* (1897, p. 124 et 377), a publié sa découverte d'une nouvelle diastase contenue dans le sérum, capable de saponifier la monobutyrine et à laquelle il donne le nom de lipase. Voici en quels termes il présente ses recherches dans les *Archives de Physiologie* (1898, p. 797).

« Dans un mémoire antérieur j'ai montré que nous emmagasinons à l'état de graisses la presque totalité des hydrates de carbone que nous ingérons; ces graisses constituent donc notre principale réserve d'éléments hydrocarbonés et, de fait, l'étude du quotient respiratoire nous montre qu'un animal au repos consomme principalement de la graisse.

Mais si l'on fait travailler cet animal d'une façon un peu soutenue, son quotient respiratoire s'élève, tend vers l'unité comme s'il brûlait des hydrates de carbone. Comme la glycérine et le sucre ont des formules assez rapprochées, je me suis demandé si l'on ne pourrait pas expliquer l'élévation du quotient respiratoire pendant le travail, en admettant que seule la glycérine brûle, l'acide gras étant simplement mis en liberté.

J'ai donc cherché à déterminer la proportion d'acide gras libre dans la graisse de deux animaux semblables dont l'un avait été sacrifié après une période de repos et l'autre après un long travail. Or, je me suis aperçu que, dans un cas comme dans l'autre, il était fort difficile de déterminer le point de saturation exact de la graisse; quand on croyait l'avoir atteint, au bout de quelques secondes, le mélange redevenait acide, et l'on pouvait continuer presque indéfiniment l'addition d'alcali sans arriver à saturer l'acide d'une façon définitive. D'autre part, le phénomène se produisait également dans un gaz inerte, il ne s'agissait donc pas d'une oxydation de la graisse, mais de son dédoublement par hydratation.

Je reconnus, en outre, que la graisse qui a été fondue ou purifiée par dissolution dans la benzine ne se comporte plus de même et je fus amené à supposer que les cellules graisseuses devaient renfermer un ferment capable de dédoubler les corps gras en acides et glycérine. »

Pour étudier ce ferment, M. Hanriot a essayé son action sur un éther de la glycérine soluble dans l'eau, la monobutyrine $C^3 H^5 O - C^4 H^7 O (OH)^2$, dont l'emploi offre des avantages sur celui des graisses naturelles. En effet, celles-ci, par leur insolubilité dans l'eau, par celle des acides gras qui résultent de leur dédoublement, ne permettent pas d'obtenir un titrage bien net, tandis que l'acide butyrique de la monobutyrine est soluble dans l'eau.

M. Hanriot décrit ensuite comme il suit sa technique opératoire.

« Ce réactif va nous permettre de rechercher la présence des ferments saponifiants de la façon suivante : la solution où nous voulons rechercher ce ferment sera additionnée de phtaléine et neutralisée exactement par le carbonate de Na, puis elle sera divisée en deux ; une moitié sera abandonnée à elle même et devra rester neutre, l'autre moitié sera additionnée de butyrine ; elle devra s'acidifier au bout de peu de temps.

Je ferai remarquer que la constatation de ce ferment est basée exclusivement sur la mise en liberté d'acide butyrique.

Il est donc indispensable de s'assurer que l'acidification de la liqueur ne provient pas d'une autre cause, et c'est pour cela que nous avons gardé une portion de la liqueur comme témoin.

J'ai alors essayé par ce procédé les divers tissus et humeurs de l'organisme, et voici les résultats que j'ai obtenus.

Le sérum sanguin, le pancréas, le foie renferment beaucoup de ce ferment.

Les capsules surrénales, la rate en renferment fort peu ; enfin la lymphe, le muscle, le testicule, le corps thyroïde, etc. n'en renferment pour ainsi dire pas.

Je reviendrai en détail tout à l'heure sur la distribution de la *lipase* dans l'organisme, mais auparavant nous allons caractériser ce ferment et étudier son action. Nous avons vu que le sérum sanguin en renferme abondamment ; dans tout ce qui va suivre, nous nous servirons habituellement d'un même échantillon de sérum, celui du cheval, par exemple. »

M. Hanriot, étudiant l'action de la lipase, lui découvre les propriétés caractéristiques d'un ferment soluble.

1° La lipase a une action presque indéfinie, ou tout au moins il y a disproportion énorme entre le poids de ferment mis en œuvre et le poids de substance décomposée :

2° Son action est entravée par la chaleur ;

3° Elle ne l'est pas par les divers antiseptiques ;

4° La lipase n'est pas dialysable.

Hanriot conclut de là que le sérum renferme un ferment soluble capable de dédoubler la monobutyrine, et c'est à lui qu'il donne le nom de lipase.

« J'ai vérifié, dit-il, que le sérum a la propriété de saponifier les graisses naturelles ainsi que les huiles, et je vais relater ici deux expériences faites dans un autre but, mais qui en donnent une confirmation éclatante.

Pour d'autres recherches, j'ai dosé dans le sang ce qui existait de graisse ou d'acides gras libres à trois jours de distance, et voici ce que j'ai trouvé :

365 grammes de sang défibriné renfermaient 0,390 de corps neutres enlevables par l'éther et 0,190 d'acides gras. Trois jours après, une portion de sang identique contenait 0,131 de corps neutres et 0,457 d'acides gras.

Le résidu de corps neutres, saponifié par la potasse alcoolique a laissé un résidu de 0,120 non attaquable et formé de cholestérine.

On peut donc dire qu'au bout de trois jours toute la graisse a été saponifiée. »

M. Hanriot, voulant ensuite comparer les sérums des différents animaux au point de leur activité lipasique, définit l'activité lipasique de 1 centimètre cube de solution par le nombre de millioniėmes de molécules d'acide butyrique mis en liberté pendant vingt minutes, à la température de 25 degrés La lipase existe dans le sérum de tous les vertébrés en quantité fort variable.

Enfin M. Hanriot a établi, toujours en se basant sur la saponification de la monobutyrine, que la lipase préexiste dans le plasme sanguin, qu'elle ne provient donc pas de la destruction des globules blancs et qu'elle est différente de la pancréaticolipase découverte par Cl. Bernard.[1]

Voici, de plus, la conclusion générale de l'article de M. Hanriot :

Quel est le mécanisme de l'action de ce ferment? Rien ne nous permet de faire actuellement une supposition vraisemblable, mais ce qui est intéressant à noter, c'est que son action s'étend à la plupart des éthers; c'est donc un réactif de la fonction éther. Seuls les éthers de divers acides minéraux : bromures, iodures azotates, sulfocyanates, se sont montrés inactifs. J'ai pu constater cette action même sur des éthers décomposés par l'eau. Avec les éthers éthyliques des premiers acides gras, on obtient une série intéressante.

Le nombre des molécules d'acide mises en liberté décroît avec le poids moléculaire de l'acide.

C'est sans doute pour une raison analogue que la butyrine s'est montrée plus active que les graisses proprement dites.

Enfin, la sérolipase décompose aussi les éthers des phénols[2], mais la réaction qui marche au début avec une grande intensité est rapidement arrêtée et ne reprend plus par neutralisation de la liqueur. Il est vraisemblable que c'est le phénol formé qui entrave son action.

C'est, je crois, le premier exemple d'un ferment soluble qui porte son action, non pas sur un corps déterminé, mais sur une

[1] Cl. Bernard, *Mémoire sur la Physiologie du Pancréas.*

[2] Ce qui est contradictoire avec les expériences de Cohnstein et Michaelis, *loc. cit.*

fonction chimique, et ce sera un rapprochement de plus entre ces ferments de nature encore mal définie et les substances chimiques proprement dites.

Les affirmations de M. Hanriot au sujet de l'action de ce ferment étaient si nettes que l'on a admis pendant plusieurs années toutes les propriétés qu'il avait accordées à la lipase. Plusieurs thèses, notamment à la faculté de Médecine de Paris, ont été passées (th. de Clerc, décembre 1901) ayant pour sujet l'étude de la lipase dans les diverses affections.

Cependant, en janvier 1902, M. Arthus publia une critique des conclusions de M. Hanriot en restreignant beaucoup l'importance de cette lipase.

N'ayant jamais pu obtenir le doublement des graisses neutres ordinaires (trioléine, tripalmitine, tristéarine) par cette diastase du sang, je substituerai au terme lipase le terme monobutyrinase, dont on ne saurait nier l'exactitude, puisque cette diastase agit sans contestation possible sur la monobutyrine.

Dans la première partie de son article, M. Arthus cherche à établir que le ferment qui saponifie la monobutyrine est bien une diastase, qu'il n'est pas dialysable et qu'il est en circulation dans le sang, mais comme il n'a fait que vérifier en cela les conclusions de M. Hanriot et que la monobutyrinase n'a que peu à faire avec notre sujet, nous n'insisterons pas sur cette partie.

La suite de l'article de M. Arthus est, en effet, plus intéressante pour nous (*Journal de Physiologie et de Pathologie générale*, t. IV, 15 janvier 1902).

« J'ai adopté l'expression monobutyrinase au lieu de l'expression lipase proposée par M. Hanriot, parce que je n'ai pu observer de transformation de graisses ordinaires par l'action du sérum sanguin.

L'opinion de M. Hanriot, à savoir qu'il s'agit là d'une véritable lipase, repose sur une expérience que nous avons citée (p. 52).

Il n'est pas possible, dit M. Arthus de juger de la valeur de cette expérience, car M. Hanriot ne donne aucune indication sur les conditions (aseptie, température, etc.) où elle a été faite, ni sur les méthodes d'analyses qu'il a employées. Cette unique expérience n'entraîne pas la conviction qu'il s'agit véritablement d'une lipase proprement dite; il était nécessaire de faire des recherches sur l'action du sérum sur les graisses neutres ordinaires.

L'étude précise des diastases des graisses est difficile, car il faudrait pouvoir assurer le mélange intime de la diastase et de la graisse. Pour augmenter la surface de contact, il convient d'émulsionner les graisses, mais encore faut-il les émulsionner au moyen de substances incapables d'attaquer elles-mêmes les graisses ou d'altérer les diastases, ou d'empêcher l'action des diastases sur les graisses.

M. Arthus cite alors une expérience où il émulsionne de l'huile de pied de bœuf, bien neutre, par de la saponine, ajoute du NaFl, puis du sérum et chauffe à 40 degrés. Il attend jusqu'à un mois sans constater la formation d'acide libre.

Dès lors, M. Arthus conclut :

« Le sérum sanguin possède la propriété de décomposer la monobutyrine en glycérine et acide butyrique. La décomposition des huiles animales et végétales ordinaires, formées essentiellement de trioléine, de tripalmitine et de tristéarine, par cette diastase, n'a pu être observée dans les conditions expérimentales adoptées.

Préoccupés de l'étude des transformations que subissent les graisses dans le sang, M. Doyon et moi, devant les contradictions flagrantes des articles de M. Hanriot et de M. Arthus, avons cherché, par des expériences, à nous faire une opinion. La question qui nous intéressait était la suivante : Existe-t-il dans le sang un ferment capable de saponifier les graisses contenues naturellement dans ce sang ?

Oui, répondait en 1898 M. Hanriot, se fondant sur une expérience dans laquelle les acides gras du sang, abandonné à lui-même, augmentent en même temps que les graisses disparaissent. Oui, répond encore en 1902, M. Hanriot (sur la monobutyrinase de M. Arthus, *Journal de Physiologie et Pathologie générale*, 15 mars 1902) ; une preuve en est, c'est que le ferment du sérum saponifie parfaitement les huiles neutres, contrairement à ce que M. Arthus avait annoncé.

Comme nous aurons à critiquer les expériences de M. Hanriot, je vais les citer telles qu'il les présente lui-même.

Première expérience en 1898 :

« 365 grammes de sang défibriné renfermaient 0,390 de corps neutres enlevables par l'éther et 0,190 d'acides gras. Trois jours après une portion de sang identique contenant 0,131 de corps neutres et 0,457 d'acides gras.

Le résidu de corps neutres, saponifié par la potasse alcoolique a laissé un résidu de 0,120 non attaquable et formé de cholestérine. On peut donc dire qu'au bout de trois jours, toute la graisse a été saponifiée.

En lisant les chiffres donnés par M. Hanriot, on voit qu'ils ne sont nullement d'accord avec ceux donnés par Cohnstein et Michaelis, par Weigert ou par nous-mêmes et que j'ai rapportés dans le chapitre précédent. Mais nous discuterons plus loin pour savoir qui de M. Hanriot ou de nous a raison.

Deuxième expérience, mars 1902. M. Hanriot dit :

« L'expérience de M. Arthus ne pouvait pas réussir. Il suffit de modifier les conditions pour qu'elle donne un résultat positif. Il faut opérer en présence d'un liquide alcalin et agiter fréquemment ; on voit alors l'alcalinité du liquide diminuer par suite de l'acide gras mis en liberté dans la saponification de la graisse. J'ai répété plusieurs fois cette expérience avec l'huile de pied de bœuf et l'huile d'olive, qui sont les deux corps gras employés par M. Arthus. Elles ont fourni des résultats semblables, et je donne ici le détail d'une des expériences.

« Expérience. — 100 grammes d'huile de pied de bœuf sont agités avec 100 grammes de lessive de potasse concentrée, on agite l'émulsion qui se forme avec de l'éther; on décante celui-ci; on le distille et on soumet de nouveau le résidu à l'action de la potasse (cette seconde opération est même inutile, la graisse étant déjà neutre). L'éther est lavé plusieurs fois avec de l'eau, puis distillé, et le résidu chauffé à 120 degrés.

« D'autre part, on fait une solution de 5,72 de Co^3Na^2, $10\ H^2O$ dans 500 centimètres cubes d'eau et on le stérilise. On y verse alors 1 gramme de l'huile préparée comme je l'ai dit et on agite fortement.

« L'huile s'émulsionne. On partage la solution en deux et on ajoute à une moitié 20 centimètres cubes de sérum stérile, puis on met à l'étuve à 25 degrés. De temps en temps, on prélève 10 centimètres cubes et on dose l'alcalinité. Dans le tableau suivant, elle est exprimée en nombre de gouttes d'acide acétique à 5 décigrammes par litre, nécessaires pour saturer les 10 centimètres cubes.

Au début	Huile sans sérum	Huile et sérum
—	—	—
1 heure après	55	55
2 —	55	49
24 —	54	47
32 —	54	30
60 —	54	15

« Si l'on ajoute encore 100 centimètres cubes de la solution de carbonate de soude, puisqu'on laisse agir le sérum pendant quarante-huit heures, toute l'huile est transformée en savon, et l'agitation avec de l'éther n'a plus enlevé d'huile. La solution acidifiée cède, au contraire, les acides gras à l'éther et ceux-ci ont pu être convertis en sels de soude, puis en sels de plomb, dans lesquels l'oléate a été caractérisé par sa solubilité dans l'éther. »

Critique des expériences de M. Hanriot par nos expériences personnelles

Voyons d'abord si les résultats que M. Hanriot publie en mars 1902 sont exacts, c'est-à-dire tâchons en faisant des expériences irréprochables de voir si le sang saponifie les huiles surajoutées artificiellement, nous verrons ensuite si le sang saponifie les graisses qu'il contient.

Première Question. — **Le sang saponifie-t-il les huiles surajoutées artificiellement.** — Nous avons, M. Doyon et moi, suivi exactement la technique indiquée par Hanriot. Nous faisons une solution avec 400 centimètres cubes d'eau et 100 centimètres cubes d'une solution de $CO^3 Na^2$ 10 H^2O à 5 gr. 72 par litre. Le mélange est stérilisé, puis agité, avec 1 gramme d'huile de pied de bœuf stérilisée et 20 centimètres cubes de sérum. Le flacon est mis à l'étuve à 35 degrés; à des intervalles déterminés, on titre à la phtaléine l'alcalinité du mélange, par le nombre de centimètres cubes d'une solution d'acide acétique à 1 gr. 8 par litre, nécessaire pour saturer le contenu total du flacon.

Les précautions antiseptiques nécessaires ont été prises avec la plus grande rigueur. L'affirmation de la stérilité ou de la contamination des échantillons n'a été faite qu'après examen microscopique direct, et ensemencement ou cultures effectués, après le séjour à l'étuve, au laboratoire de M. le professeur Courmont avec l'aide de M. le Dr Lesieur, chef des travaux.

Voici nos résultats :

1° Les sérums dépourvus de microbes ne font pas diminuer l'alcalinité du mélange, carbonate de soude et huile.

Sérum de chien obtenu par centrifugation immédiate du sang défibriné.

	Point de départ de l'alcalin.	Alcalinité après 24 heures à 35 degr.
Sérum, carbonate	75	75
Sérum, carbonate, huile . .	71	71

Sérum de chien recueilli vingt-quatre heures après la coagulation.

	Point de départ de l'alcalin.	Alcalinité après 24 heures 35 degr.
Sérum, carbonate	69	69
Sérum, carbonate, huile . .	66	66

Sérum de cheval recueilli par coagulation et utilisé quinze jours après.

	Point de départ de l'alcalin.	Alcalinité après 24 heures à 35 degr.
	—	—
Sérum, carbonate	78	78
Sérum, carbonate, huile . .	78	78

2° Lorsque le sérum renferme des microbes, l'alcalinité du mélange diminue progressivement. Après un temps suffisant (en moyenne 24 heures) il est acide à la phtaléine.

Sérum contaminé de chien recueilli vingt-quatre heures après la coagulation.

	Point de départ de l'alcalin.	Alcalinité après 36 heures à 35 degr.
	—	—
Sérum, carbonate	67	acide
Sérum, carbonate, huile . .	64	acide

3° L'alcalinité d'un mélange qui n'avait pas changé tant que celui-ci était resté aseptique diminue si on l'ensemence avec quelques gouttes d'un mélange contaminé dont l'alcalinité a diminué, ou avec quelques gouttes d'une culture en bouillon provenant de ce milieu.

Sérum de chien recueilli vingt-quatre heures après la coagulation.

	Aseptique		Le même liquide ensemencé avec quelques gouttes d'un mélange (carbonate, sér., huile contaminé)		
	Point de dép. de l'alcalinité	alcalin. après 24 heures à 35 degr.	24 heures après	12 heures plus tard	24 heures plus tard
	—	—	—	—	—
Sérum, carbonate, huile	64	64	23	10	acide

Sérum de cheval utilisé quinze jours après la récolte.

	Aseptique			
	Point de départ de l'alcalinité	alcalinité après 24 h. à 35 degr.	22 heures plus tard	48 heures plus tard
	—	—	—	—
Sérum, carbonate, huile	78	78	36	acide

4° Le changement dans la réaction du mélange : (sérum plus carbonate plus huile) doit être attribué pour la plus grande part, à une variation du sérum. La présence de l'huile n'est pas nécessaire pour que l'alcalinité à la phtaléine du mélange diminue.

Sérum de chien recueilli vingt-quatre heures après la coagulation.

	Aseptique		Ensemen. avec quel. gout. d'un mélang. contam. (sér. carb. huile
	Point de départ	24 h après à 35 degr	48 heures de plus
	—	—	—
Sérum, carbonate, sans huile.	66	66	acide
Sérum, carbonate et huile .	64	63	acide

Sérum de cheval.

	Aseptique		Ensemencé	
	Point de départ	alcalinité 24 h. après à 35 degr.	24 heures de plus à 35 degr.	48 heures de plus à 35 degr.
	—	—	—	—
Sérum, carbonate . . .	78	78	37	acide
Sérum, carbonate, huile .	78	78	36	acide

Bouillon peptoné ensemencé avec quelques gouttes d'une culture provenant d'un mélange contaminé.

	Point de dép.	24 h. après à l'étuve	24 h. en plus	22 h. en plus	48 h. en plus
	—	—	—	—	—
20 cc^3 bouillon, carbonate.	»	»	81	46	acide
20 cc^3 bouillon, carbonate, huile.	111	102	81	11	acide

Conclusions. — L'existence dans le sérum normal et aseptique de chien ou de cheval d'une lipase agissant sur l'oléine n'est pas démontrée.

Il n'est pas non plus possible de la mettre en évidence dans le sang normal comme le prouvent les expériences suivantes.

Technique : Nous nous plaçons toujours dans les conditions que M. Hanriot dit être les plus favorables à l'action de la lipase. Nous mêlons à 400 centimètres cubes d'eau 100 centimètres cubes d'une solution de carbonate de soude à 5 gr. 74 de $CO^3 Na^2$ 10 $H^2 O$ par litre et nous stérilisons. Nous émulsionnons dans cette solution 2 centimètres cubes d'huile de pied de bœuf stérilisée, puis nous y ajoutons 40 grammes de sang recueilli aseptiquement. Les résultats que nous donnons expriment en centimètres cubes la quantité d'une solution d'acide acétique à 1 gr. 8 pour 100 nécessaire pour saturer au tournesol bleu tout le mélange. (Nous sommes obligé d'employer le papier de tournesol comme indicateur en raison de la coloration du mélange.)

Résultats: 1° Le sang de chien dépourvu de microbe ne fait pas varier l'alcalinité au tournesol d'un mélange d'huile et de $CO^3 Na^2$ en solution aqueuse.

Sang de chien à jeun aseptique.

Alcalinité à l'origine	Alcalinité après 48 h. d'étuve à 35 degrés
160	160

Sang de chien en digestion aseptique.

Alcalinité à l'origine	Alcalinité après 48 h. d'étuve à 35 degrés
128	135

2° Le sang de chien fait diminuer l'alcalinité au tournesol d'un mélange (huile et solution de carbonate de soude), après un séjour à l'étuve, si l'on ensemence le mélange avec quelques gouttes d'une culture provenant d'un sang accidentellement infecté.

Sang de chien en digestion, d'abord aseptique, infecté ensuite.

Aseptique		Infecté par une culture	
Alcalinité à l'origine	Après 48 h. d'étuve	Après 24 h. d'étuve	Après 48 h. d'étuve
142	142	116	95

3° Nous avons recherché si la diminution de l'alcalinité constatée dans le cas où le mélange contient des microbes serait due à la mise en liberté d'acide oléique par saponification de l'huile de pied de bœuf. Cette recherche nous a paru nécessaire pour dissiper toute l'incertitude des résultats précédents.

Technique : Nous avons employé la méthode bien connue de dosage des acides gras : acidification du mélange (sang, huile et solution de carbonate de soude) par l'acide sulfurique, épuisement par l'éther rigoureusement neutre, enfin dissolution de l'extrait éthéré dans une solution de carbonate de soude et titrage de celle-ci à la phtaléine.

Les résultats indiquent le nombre de centimètres cubes d'une solution d'acide acétique à 1 gr. 8 pour 1000 nécessaires pour saturer à la phtaléine 25 centimètres cubes d'une solution étendue de $CO^3 Na^2$ traitée par l'extrait éthéré obtenu comme il a été dit.

Expériences	Aseptique — A l'origine	Aseptique — Après 48 h. d'étuve	Infecté après 48 h. d'étuve
Sang de chien en digestion (sang seul)	17,8	17,4	17,2
Sang de chien en digestion (sang et huile). . . .	17,8	18,2	18,8

Nous avons donc constaté qu'il n'y a pas d'acides gras combinés au carbonate de soude.

Mais puisque nos expériences nous conduisent à des conclusions qui ne sont pas celles de M. Hanriot, on peut se demander qui a raison de lui ou de nous.

Je crois qu'il est difficile d'admettre que les expériences de M. Hanriot soient démonstratives. En effet, au point de vue de l'action du sérum sur les graisses surajoutées, elles se réduisent à une seule que nous avons citée et que nous n'avons pu réussir en nous plaçant dans des conditions correctes. Or, voici ce que M. Hanriot en dit lui-même *(Société de Biologie* 1902.)

« Dans une expérience récemment publiée, j'ai cru avoir réalisé ce dédoublement. N'ayant pu la répéter avec un autre sérum, il est probable qu'il y a eu contamination comme l'admettent MM. Doyon et Morel. »

Et plus loin :

« Quant à la non-saponification des huiles surajoutées, qui est réelle... »

J'espère qu'il est maintenant hors de doute qu'aucune expérience positive n'autorise à conclure que le sang saponifie les huiles surajoutées, puisque M. Hanriot a été obligé de le reconnaître à la suite des critiques que nous lui avons adressées, M. Doyon et moi. (Comptes rendus, *Société de Biologie*, 1902, page 498 et page 614.)

Ajoutons en outre qu'Arthus, reprenant les expériences de M. Hanriot, en se plaçant « dans des conditions ne différant pas essentiellement de celles qu'Hanriot avait adoptées » a obtenu des résultats analogues aux nôtres. *(Journal de Physiologie et de Pathologie générales*, t. IV, 15 mai 1902.) Voici ce que dit M. Arthus : « Pas plus aujourd'hui qu'autrefois, je ne dis, comme on me l'a fait dire inexactement, que la monotyrinase ne peut dédoubler les graisses neutres ; je dis simplement que je n'ai pu réaliser, dans mes expériences, les conditions dans lesquelles cette transformation serait possible et que la démonstration qu'en a cru donner M. Hanriot prête trop à la critique pour être considérée comme définitive. »

2e Question. — **Existe-t-il dans le sang un ferment saponifiant les graisses du chyle?** — *(Société de Biologie*, 1902, p. 656.) M. Hanriot dit qu'il a établi que la lipase peut dédoubler les corps gras en solution dans le sang. Mais comment a-t-il établi cela, par une seule expérience que nous avons citée et dont il n'ose plus se servir depuis que M. Arthus en a fait la critique *(Journal de Physiologie et de Pathologie générale*, p. 66, 15 janvier 1902). « Il n'est pas possible de juger la valeur de cette expérience, car M. Hanriot ne donne aucune indication sur les conditions (asepsie, température, etc.) où elle a été faite, ni sur les méthodes d'analyse qu'il a employées. Cette unique expérience n'entraîne pas, en tout cas, la conviction qu'il s'agit véritablement d'une lipase proprement dite. »

Mais M. Hanriot, n'ayant aucune expérience sans reproche pour démontrer l'existence de son ferment saponifiant des graisses naturelles du sang, entreprend de faire faire la démonstration par nos propres expériences[1].

C'est donc qu'il avoue implicitement que son expérience n'était pas sans reproche et que l'on peut avoir confiance dans nos résultats. Nous croyons comme lui à l'exactitude des chiffres que nous avons publiés,

[1] *Biologie*, 1902, p. 656 et p. 977.

M. Doyon et moi, et nous ne différons de M. Hanriot que par leur interprétation. L'essentiel est que les expériences soient bien faites, l'interprétation est soumise à la libre discussion.

Voici comment M. Hanriot se sert de nos expériences pour démontrer l'action de la lipasse sur les graisses du sang ;

« MM. Doyon et Morel ont répété l'expérience, et je rapporte ici les chiffres qu'ils ont publiés (Comptes Rendus, CXXXIV, p. 622).

	graisses	Ac. gras comb. à l'état de savons	Ac. gras libres	glycérine
I. Sang de chien à l'origine	4,234	0,581	0,320	néant
Après 96 heures d'étuve	0,70	0,816	0,507	néant
II Sérum de cheval à l'origine	3,05	0.21	0,40	néant
Après 144 heures d'étuve	0,77	0,55	0,98	néant

En sorte que dans la première expérience la diminution des graisses est de 3 gr. 534, tandis que les acides gras tant libres qu'à l'état de savons ont augmenté de 412 milligrammes. Dans la seconde expérience les graisses disparues sont de 2 gr. 28, tandis que les acides gras augmentent de 92 centigrammes.

Donc, les expériences mêmes de MM. Doyon et Morel montrent que 12 pour 100 de la graisse disparue dans le cas du sang, 42 pour 100 dans le cas du sérum, apparaissent sous forme d'acide gras, ce qui confirme ce que j'ai annoncé que les graisses se saponifient dans le sang. Il est à remarquer que d'après leurs expériences mêmes, la saponification est quatre fois plus forte dans le sérum que dans le sang, bien que, dans leurs conclusions, ils énoncent le contraire.

Ils n'ont pu déceler la glycérine dans le sang et invoquent ce fait comme un argument contre la saponification. Or, la quantité de 47 centigrammes d'acides gras qui s'est formée pendant leur expérience correspond à 51 milligrammes de glycérine; ils ont malheureusement négligé de faire connaître la méthode qui leur permet de retrouver avec certitude dans 1 litre de sang 5 centigrammes de glycérine ou même une quantité beaucoup plus grande.

Enfin, MM. Doyon et Morel ont établi que, dans le cas du sang, le dédoublement des éthers n'a pas lieu dans le vide. J'ai montré que les réducteurs détruisaient la lipase: il n'y a donc rien de surprenant à ce que, dans un milieu réducteur comme le sang privé d'oxygène, la lipase ne puisse agir.

En résumé, comme on le voit, les expériences de MM. Doyon et Morel ne fournissent aucun argument contre celles qui m'ont permis d'établir l'existence de la lipase. Elles les confirment même en montrant que 12 pour 100 des graisses du sérum sont dédoublées ainsi que je l'ai annoncé.

Comme nous l'avons dit, M. Hanriot entreprend de demander la preuve de l'existence de sa lipasse, non plus à ses propres expériences, mais aux nôtres.

La tentative est vaine. Elle commence par une équivoque. Elle confond, en effet, deux cas qu'il faut distinguer : le cas du sérum proprement dit, c'est-à-dire débarrassé de globules et le cas du sang ou des sérums plus ou moins chargés de globules.

Dans le cas du sérum vrai, centrifugé, sans globules, notre note à laquelle M. Hanriot se réfère établit qu'il n'y a pas d'action lipasique appréciable. L'extrait éthéré ne varie pour ainsi dire pas, il n'y pas sensiblement d'acide gras mis en liberté; pas de saponification. Les chiffres sont les suivants :

	Extrait éthéré	Acides organiques comb. à l'état d'éthers	Acides organiques à l'état de sels solubles	Acides organ. libres	Glycérine
	—	—	—	—	—
A l'origine. . .	3,96	2,95	0,29	0,55	néant.
Après 144 h. à 37°.	3,85	2,78	0,29	0,50	—

M. Hanriot omet cette expérience qui contredit nettement son assertion relative à l'existence d'une lipase préexistant dans le plasma sanguin.

Dans le cas du sang, M. Hanriot cite comme si elles se complétaient et comme si elles étaient comparables deux autres expériences de la même note qui se rapportent, l'une au sang total du chien, l'autre à un sérum de cheval chargé de globules, ayant séjourné des temps différents à l'étuve. D'ailleurs, il interprète d'une façon tout à fait arbitraire les résultats pour les faire entrer dans sa théorie.

Il se produit dans le sang laissé aseptiquement à l'étuve des réactions que beaucoup de physiologistes tendent à attribuer aux globules, car elles ont lieu dans le sang total, encore dans les sérums chargés de globules ; elles font défaut dans le sérum sans globules.

Parmi ces réactions, il y a celles que nous avons indiquées : l'extrait éthéré en général et, en particulier, les graisses diminuent dans le sang ; il n'apparaît pas une quantité d'acides organiques équivalente (libres ou combinés) et encore ces acides ne sont pas nécessairement des acides gras dérivés des graisses, mais ils peuvent être formés en plus ou moins grande partie d'acides dérivés des matières albuminoïdes.

De glycérine, nous n'en trouvons pas. L'action qui a fait disparaître toute cette graisse n'est donc pas une saponification. Le processus, dans son ensemble, est certainement autre.

A côté de ce processus, M. Hanriot suppose qu'il en coexiste un second qui serait une véritable saponification portant sur une portion de la graisse disparue (12 pour 100 dans l'un des cas, 42 pour 100 dans l'autre).

Pourquoi? parce qu'il y a une petite proportion d'acides organiques que M. Hanriot suppose être des acides dérivés des graisses. Y a-t-il une quantité de glycérine correspondante? M. Hanriot le suppose encore.

C'est aux prix de ces deux suppositions gratuites et de l'exclusion du sérum véritable que M. Hanriot fait dire à nos expériences ce qui lui convient relativement à l'existence de sa lipase.

Pour plus de sûreté nous avons, M. Doyon et moi, refait des expériences, nous appliquant à rechercher si l'on peut mettre en évidence une saponification des graisses du sang, quand on laisse celui-ci à l'étuve.

Voici les résultats que nous avons obtenus en prenant toutes les précautions possibles pour éviter l'infection du sang. Je ne cite ici que les résultats donnés par des échantillons absolument sans microbes.

Sang défibriné provenant d'un chien 6 heures après un repas de graisses.

	Ext. éth.	Ac. organ. comb. à l'ét. d'eth.	Ac. organ. comb. à l'ét. de sels	Ac. organ. libres	Glycérine
	—	—	—	—	—
Imméd. apr. la saignée	6,700	4,982	0,620	0,200	néant.
Apr. 48 h. à l'étuve.	3,800	2,350	0,693	0,290	—
— 96 h. —	3,300	1,917	0,780	0,320	—
— 144 h. —	2,400	1,250	0,840	0,450	—
— 192 h. —	1,600	0,700	0,960	0,620	—
— 192 h. dans le vide	6,010	»	»	0,490	—

M. Hanriot a de nouveau prétendu trouver dans cette expérience des preuves à l'appui de sa théorie (Soc. biol., 1902 p. 977) :

« MM. Doyon et Morel, dit-il, objectent qu'il ne s'agit pas là d'une saponification, parce qu'ils n'ont pu caractériser la glycérine dans le sang. J'ai déjà fait observer que cet argument est sans valeur, jusqu'au jour où ils auront fait connaître une méthode permettant de retrouver dans le sang des quantités de glycérine aussi faibles que celles qui doivent se produire ;

3° J'ai dit qu'il y avait saponification, parce que les acides gras augmentent en même temps que les graisses diminuent. Les expériences de MM. Doyon et Morel confirment le fait. Evidemment la saponification peut n'être pas complète. Mais quelle est donc la réaction totale en chimie biologique ?

Le suc pancréatique saponifie bien les graisses. Or, dans l'expérience la plus favorable relatée par Cl. Bernard et Berthelot, avec 15 grammes de graisse mise en œuvre, 65 milligrammes d'acide gras seulement ont apparu, et la glycérine n'a pu être caractérisée, bien que dans ces conditions sa recherche fût singulièrement plus facile que dans le sang ; de même, dans l'intestin une faible partie seulement de graisses est saponifiée, la majeure partie est absorbée en nature ; un phénomène n'a donc pas besoin d'être total pour que son existence soit incontestable.

Du reste, le phénomène de saponification par le sang est loin d'être négligeable.

MM. Doyon et Morel viennent de publier une nouvelle expérience qui leur a fourni les résultats suivants sur le sang défibriné.

	Graisses disparues	Acides gras et savons apparus	0/0
48 premières heures . . .	2,632	0,163	6,2
48 heures suivantes . . .	0,433	0,117	27
48 — . . .	0,667	0,19	21
48 — . . .	0.55	0,29	55

Un phénomène qui atteint 53 pour 100 est loin d'être négligeable, il est vrai que MM. Doyon et Morel font aujourd'hui des réserves sur leurs propres expériences, déclarant que leurs acides gras n'en sont peut être pas! »

Examinons quelle est la valeur des critiques que nous fait M. Hanriot et au prix de quelles hypothèses cet auteur édifie sa théorie :

1° M. Hanriot prétend que l'absence de glycérine dans le sang ayant séjourné à l'étuve n'est pas une preuve qu'il n'y a pas de saponification. « Il serait impossible de la mettre en évidence, s'il y en avait, dit-il. » Il aurait pu ajouter : « Du reste, la glycérine formée peut disparaître. »

Sur les conseils de M. le professeur Hugounencq, nous avons, M. Doyon et moi, examiné le degré de précision de notre méthode de recherche de la glycérine et cherché si cette substance disparaît dans le sang à l'étuve.

Pour doser la glycérine, nous faisons l'extrait alcoolique du sang (alcool à 95°), nous desséchons cet extrait dans le vide et nous l'épuisons par l'éther absolu qui ne dissout pas la glycérine. Nous comptons comme glycérine tout ce qui, dans l'extrait alcoolique ainsi épuisé, après s'être dissous dans le mélange de Pasteur (alcool à 90° 100 volumes, éther pur 150 vol.) est soluble dans l'eau. De plus, nous caractérisons la glycérine par sa transformation en acroléine.

Il résulte de nos recherches que l'on peut retrouver dans 100 centimètres cubes de sang 2 centigrammes de glycérine pure surajoutés avec des erreurs plus petites que 2 milligrammes. . . . .

La sensibilité de la méthode nous permettrait donc de déceler la glycérine qui devrait exister dans le sang, si l'extrait éthéré y disparaissait par un processus de saponification.

2. La glycérine surajoutée ne disparaît pas dans le sang.

L'expérience suivante le prouve.

Nous avons préparé une série de flacons de 1 litre stérilisés, bouchés avec du coton et munis de fragments de verre destinés à défibriner le sang. Nous avons fait tomber dans chaque flacon par une canule stérilisée 50 grammes de sang de chien, puis additionné chaque échantillon de 1 m. c. 05 de glycérine à 30 degrés stérilisée; immédiatement après les prises de sang, chaque flacon était agité pour éviter la coagulation en masse. Nous avons dosé la glycérine dans un des flacons-témoins à l'origine, puis dans les autres flacons restés respectivement quatre, six et huit jours à l'étuve à 35 degrés.

Un examen direct et les essais de culture nous ont montré l'aseptie parfaite de nos échantillons ayant séjourné à l'étuve.

	gr.
Poids de glycérine ajouté à chaque échantillon. . .	1 3230
Poids retrouvé dans l'échantillon témoin.	1 3223
Poids retrouvé dans l'échantillon resté 4 jours à l'étuve	1 3205
Poids retrouvé dans l'échantillon resté 6 jours à l'étuve	1 3214
Poids retrouvé dans l'échantillon resté 8 jours à l'étuve et accidentellement infecté	1 3180

Conclusion. — L'absence de glycérine dans le sang ayant séjourné à l'étuve est une preuve que l'extrait éthéré ne disparaît pas par saponification.

2° M. Hanriot prétend que le suc pancréatique n'est pas plus actif pour saponifier les graisses que ne l'est sa prétendue lipase. Pour cela, il cite une expérience de Cl. Bernard et Berthelot, mais il ne la cite pas exactement.

En effet, l'expérience dont veut parler M. Hanriot est rapportée avec force détails par C. Bernard dans le *Mémoire sur le pancréas* (p. 72) et dans les *Leçons de physiologie expérimentale* (p. 265).

Voici ce que nous lisons dans le *Mémoire sur le pancréas :*

« 15 grammes environ de suc pancréatique frais recueilli sur un chien furent mélangés avec quelques grammes (et non 15 grammes comme dit Hanriot) de graisse de porc, récemment fondue et rigoureusement neutre ; on sait que cette substance ne renferme pas d'acide gras volatil ; le tout fut maintenu à une douce chaleur, pendant vingt-quatre heures. On lui fit subir deux séries de traitement, ayant pour but de séparer l'acide gras de la glycérine :

« 1° Séparation de l'acide gras... (il y eut mise en liberté) de 0 gr. 055 environ d'acide gras fixe devenu libre... fusible à 61 degrés, qui a été mis en évidence. »

« 2° Séparation de la glycérine. Le liquide isolé de l'éther par décantation a été étendu d'eau, filtré pour en séparer la matière grasse qu'il retenait en grande quantité à l'état d'émulsion, puis il fut coagulé par la chaleur, filtré et évaporé à sec au bain-marie, en présence de l'oxyde de plomb.

« On reprit par l'alcool absolu froid, puis on traita par H^2S, qui colora fortement la liqueur ; on filtra et l'on évapora au bain-marie ; de cette façon, on obtint un résidu déliquescent d'un goût légèrement sucré, puis salin. Ces caractères, joints à l'origine du produit, ne laissent pas de doute sur la présence de la glycérine »

On voit qu'il y a loin de ces affirmations à la citation que fait M. Hanriot qui a négligé de dire où il avait lu cette expérience de Cl. Bernard.

M. Hanriot prétend que les expériences que nous avons faites prouvent qu'il y a jusqu'à 53 pour 100 de la graisse du sang qui est saponifiée.

Pour arriver à ce résultat M. Hanriot suppose simplement que les acides organiques que nous avons dosés en bloc et que nous avons avec intention appelés acides organiques et non acides gras dérivent des corps gras disparus.

Or, nous croyons être conforme à l'état actuel des connaissances physiologiques, en disant que rien ne prouve que ces acides soient tous des acides gras et que, même si ce sont des acides gras, rien ne prouve qu'ils dérivent des corps gras.

1° Rien ne prouve que ce soient des acides gras. En effet, dans un milieu aussi complexe que le sang, lorsqu'on a pu isoler des acides dont les sels sont solubles dans l'eau et insolubles dans l'éther et qui, libres, sont solubles dans l'éther, est-on autorisé à dire : ce sont des acides gras ? Certes, ces acides ont certaines réactions des acides gras, mais on n'est pas fixé sur leur nature. Ils peuvent n'être qu'en partie des acides gras et être aussi d'autres substances.

2° En admettant que ces acides soient des acides gras, peut-on affirmer qu'ils viennent des graisses saponifiées, quand nous savons que les matières albuminoïdes dans leurs transformations peuvent donner, entre autres dérivés, des acides gras; quand nous voyons un animal nourri avec des aliments complètement privés de graisse fabriquer des corps gras de réserve?

Nous ne prétendons pas ici qu'il n'y a pas de saponification dans le sang, nous disons seulement qu'il est impossible de la mettre en évidence d'une façon indiscutable. Les preuves que M. Hanriot en particulier avait cru donner de cette saponification ne sont pas admissibles.

Jusqu'à ce que l'on ait fourni une bonne preuve de cette saponification, nous continuerons à croire qu'on ne sait rien sur les produits de transformation des graisses du sang.

CONCLUSIONS

I. Il existe dans le sang des graisses neutres dont le dosage exact est possible en employant la méthode que nous avons décrite.

II. Chez l'animal vivant, les graisses du sang sont utilisées, mais on ignore encore les organes où elles sont élaborées, ainsi que les transformations qu'elles subissent.

III. Nous n'avons pas constaté de différences notables dans la teneur en graisses des sangs artériel et veineux.

IV. *In vitro*, on constate que l'extrait éthéré du sang aseptique diminue. Cette diminution comprend une transformation des graisses et des lécithines ; elle s'accompagne d'une augmentation faible des acides organiques libres ou salifiés ; on ne constate pas de mise en liberté de glycérine, ni une augmentation des acides organiques ou des savons correspondant à une saponification des graisses.

Ce phénomène a reçu le nom de lipolyse ; il est accompli par les globules et seulement en présence d'oxygène. Il semble que ce soit un phénomène diastasique. Sa vitesse est lente (1 gr. 5 de graisses par litre de sang en vingt-quatre heures à 37 degrés).

V. On ne sait pas ce que deviennent les graisses du sang dans leur disparition *in vitro*. On avait cru un instant qu'elles étaient saponifiées; nous avons prouvé qu'aucune des expériences démontrant cette saponification n'est valable.

VI. La lipolyse ne s'exerce pas sur les graisses ajoutées artificiellement au sang : huile, lait, chyle bouilli; elle est particulière aux graisses existant naturellement dans le sang ou dans le chyle inaltéré.

BIBLIOGRAPHIE

ABDERHALDEN, Zeitschrift für Physiol. Chemie, Band XXV, 1898.

ARTHUS, Journal de Physiologie et de Pathologie générale, 1902.

CLAUDE BERNARD, Leçons de physiologie expérimentale.

BORNSTEIN, Inaugural Dissertation, 1887, Breslau.

COHNSTEIN et MICHAELIS, Archiv. für Physiologie von Pflüger, Band LXV et Band LXIX.

DOYON et MOREL, C. R. Académie des Sciences 1902. Soc. de biologie, 1902.

— Journal de Physiologie et de Pathologie générale, 1902.

DORMEYER, Archiv. für Physiologie von Pflüger, Band LXI.

FRANK, Du Bois Raymonds Archiv., 1894.

HAMMERSTEN. Zeitschrift für physiologische Chemie, 1894.

HANRIOT, C. R. Académie des Sciences 1896. Soc. de biologie 1902.

— Archives de Physiologie 1898. Journal de physiol. et de Pathol. gén., 1902.

HOPPE SEYLER, Handbuch der phys. u. pathol. chemische Analyse 1870-1875.

KOSSEL, Archiv. für Anatomie u. Physiologie, 1893.

LIEBERMANNS, Archiv. für Physiologie v. Pflüger, Band L et LIV.

MAGNUS et LÉVY, Archiv. für Physiologie v. Pflüger, Band CXXIII.

MARINO ZUCCO et MARTINI, Archives italiennes de biologie t. XXI, 1894.

MUNK et ROSENSTEIN, Virchovs Archiv. Band CXXIII.

NENCKI, Archiv. für experim. Pathol. und Pharmacol, Band XX.

NOEL PATON, Journal of Physiology t. XIX, 1895.

PASTEUR, Maladies des vins. La bière.

Röhmann et Müsham, Archiv. für Physiologie von Pflüger, Band XLVI, 1890.

Röhrig, Berichte der Ges. der Wiss. zu Leipzig. Math. Phys. Cl., Band XX, 1874.

Sigmund, Sitzungsber. d. K. K. Acad. der Wiss. zu Wien, 1890.

Steil, Archiv. für Physiologie von Pflüger, Band LXI.

Weigert, Archiv. für Physiologie von Pflüger, Band LXXXII.

Zuntz, Traité d'analyse des beurres.

I ,80. — Imp. A. Rey, 4, rue Gentil. — 31638

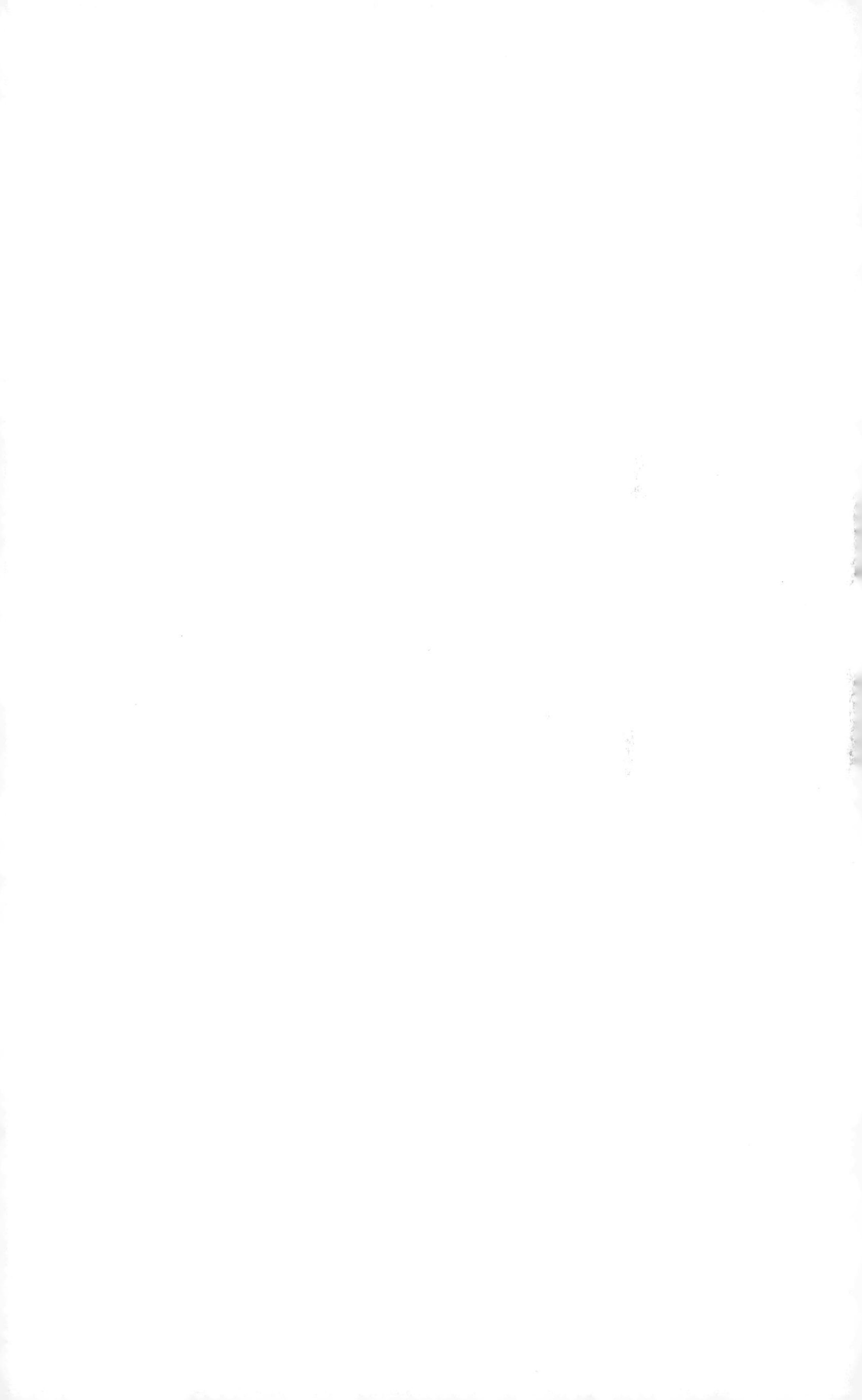

www.ingramcontent.com/pod-product-compliance
Ingram Content Group UK Ltd.
Pitfield, Milton Keynes, MK11 3LW, UK
UKHW012243240726
13966UKWH00004B/1268